Smaila Ouedraogo
Michel Cot

Anémie De La Femme Enceinte

Smaila Ouedraogo
Michel Cot

Anémie De La Femme Enceinte

Facteurs de risque et conséquences en zone
d'endémie palustre

Presses Académiques Francophones

Impressum / Mentions légales
Bibliografische Information der Deutschen Nationalbibliothek: Die Deutsche Nationalbibliothek verzeichnet diese Publikation in der Deutschen Nationalbibliografie; detaillierte bibliografische Daten sind im Internet über http://dnb.d-nb.de abrufbar.

Information bibliographique publiée par la Deutsche Nationalbibliothek: La Deutsche Nationalbibliothek inscrit cette publication à la Deutsche Nationalbibliografie; des données bibliographiques détaillées sont disponibles sur internet à l'adresse http://dnb.d-nb.de.

Coverbild / Photo de couverture: www.ingimage.com

Verlag / Editeur:
Presses Académiques Francophones
ist ein Imprint der / est une marque déposée de
AV Akademikerverlag GmbH & Co. KG
Heinrich-Böcking-Str. 6-8, 66121 Saarbrücken, Deutschland / Allemagne
Email: info@presses-academiques.com

Herstellung: siehe letzte Seite /
Impression: voir la dernière page
ISBN: 978-3-8381-7802-8

Sigles et abréviations

AG: Age gestationnel

APEC: Anaemia in pregnancy: aetiology and consequences

CDC: Centers for disease control and prevention

CERPAGE: Centre d'étude et de recherche sur le paludisme associé à la grossesse et à l'enfance

CPN: Consultation prénatale

CRP: C- reactive protein

CTA: Combinaisons thérapeutiques à base d'artémisinine

DALY: disability-adjusted life year

EDCTP: European and developing countries clinical trials partnerships

ELISA: Enzyme-linked immunosorbent assay

EPS: Examen parasitologique des selles

FSS: Faculté des sciences de la santé

G6PD: Glucose-6-phosphate déshydrogénase

GA: Gestational age

Hb: Hémoglobine

Ig: Immunoglobuline

IMC: Indice de masse corporelle

IPTp: Intermittent preventive treatment in pregnancy

IRD : Institut de recherche pour le développement

MII: Moustiquaire imprégnée d'insecticide

MiPc: Malaria in pregnancy consortium

MiPPAD: Malaria in pregnancy preventive alternative drugs

MQ : méfloquine

OMS : Organisation mondiale de la santé

PNLP : Programme national de lutte contre le paludisme

PLNS: Programme national de lute contre le VIH/SIDA

PTME: Prévention de la transmission mère-enfant du VIH

SIDA: Syndrome d'immunodéficience acquise

SP: sulfadoxine-pyriméthamine

STOPPAM: Strategy to prevent pregnancy associated malaria

TDR: Test de diagnostic rapide du paludisme

TPI : Traitement préventif intermittent pendant la grossesse

UMR216 : Unité mixte de recherche 216

VGM : Volume globulaire moyen

VIH : Virus de l'immunodéficience humaine

Je dédie ce travail

A Fanta

Et

A mon rival, Bousida

Pour la longue absence que je leur ai imposée

Pour leur soutien indéfectible tout au long de cette Expérience.

Remerciements,

- aux mères et aux enfants de la Commune d'Attogon, d'Allada et de Sékou.

- Au Professeur Achille Massougbodji, je formule mes remerciements pour m'avoir accueilli comme un fils au Bénin. Je n'ai eu que des discussions courtoises, franches et enrichissantes avec toi durant cette expérience au Bénin. Achille, tes multiples conseils m'ont beaucoup aidé dans la conduite de ma mission au Bénin et dans mes perspectives personnelles.

- Je remercie les membres du jury de m'avoir fait l'honneur d'avoir consacré de leur temps à ce travail : les Professeurs Pascal Astagneau, Martin Danis, Clara Menendez et le Docteur Yves Martin-Prével en tant qu'examinateur et le Docteur Virginie Ringa et le Professeur Blaise Sondo en tant que rapporteur.

- Au Docteur Manfred Accrombessi sans lequel ce travail aurait été difficile, cette thèse est aussi le fruit de tes efforts dans l'accomplissement de tes tâches dans MiPPAD et dans APEC.

- A toute l'équipe de terrain MiPPAD / APEC et au personnel de santé d'Allada, d'Attogon et de Sékou pour le travail accompli.

- Au Comité Exécutif de MiPPAD et au consortium MiPc pour l'opportunité de cette thèse et les différents apports.

- Au Docteur Philippe Deloron pour son accueil à l'UMR216.

- Au Docteur Jean Philippe Chippaux pour ses multiples conseils au Bénin.

- A Nadine pour m'avoir accompagné les samedis, les dimanches et les jours fériés au labo. Merci Nadine pour les échanges intéressants que nous avons eus ensemble.

- A Mme Chantry Alix et à Mme et Mr Lokossou pour leur accueil lors de mes différents séjours en France dans le cadre de cette thèse.

- A toute l'équipe de l'UMR216 au Bénin et de CERPAGE : Gilles, Nicaise, David, Lise, Jacqueline, Séverin, Joseph, Pépin.

- A Agnès, Bich-Tram, Valérie, Florence, Ghislain pour tous les échanges intéressants que nous avons eus, à Gwladys pour son aide pour les différentes commandes à Paris.

- A Abdoulaye, Géraud, Justin, Samad, Violeta et tous les autres doctorants, je dis courage !

Laboratoire d'accueil

UMR 216- Mère et enfant face aux infections tropicales

Institut de recherche pour le développement

Université Paris Descartes

Faculté de pharmacie-laboratoire de parasitologie

4, avenue de l'observatoire

75270 Paris cedex 6

Sommaire

1. INTRODUCTION

Selon l'OMS, plus de 1,6 milliard de personnes sont anémiées dans le monde. Contrairement aux pays développés où l'anémie est moins courante (environ 9%), dans les pays en développement, elle affecte plus de 43% de la population. Les femmes enceintes et les enfants de moins de 5 ans constituent les populations les plus touchées[1].

Au delà de sa prévalence élevée, l'anémie a des répercussions sur la santé humaine en général[2] et sur celle de la femme enceinte et de l'enfant en particulier[3-5]. En effet, l'anémie est associée à plus de 100 000 décès maternels et à plus de 500 000 décès périnataux chaque année[5]. En plus de ses effets directs sur la santé, l'anémie a un impact sur le développement socioéconomique en milieu tropical puisqu'elle y contribue pour 23% au nombre d'années de vie ajustées sur l'incapacité (DALY) liées aux maladies nutritionnelles[2].

2. GENERALITES

2.1. Définitions

L'anémie est un syndrome fréquent en zone d'endémie palustre, principalement en Afrique au sud du Sahara et en Asie du Sud-Est[1 6-7]. Sa définition chez la femme enceinte et chez l'enfant fait l'objet de multiples discussions au sein de la communauté scientifique[8-10]. Ainsi, il n'y a pas d'accord définitif sur les seuils de concentration d'hémoglobine utilisés pour définir les différents stades de gravité de ce syndrome[4 6 11].

Si l'on se réfère aux normes les plus couramment admises, celles définies par l'OMS, l'anémie de la femme enceinte est caractérisée par une concentration en hémoglobine inferieure à 110 g / L ou un taux d'hématocrite inférieur à 33%[12-13]. Elle est dite légère lorsque le taux d'hémoglobine est compris entre 100 et 109 g / L, modérée quand il est compris entre 70 g / L et 99 g / L et grave quand il tombe en dessous de 70 g / L[11 13-14]. A partir du deuxième trimestre de la grossesse, il existe une baisse de la concentration en hémoglobine de 5 g / L à 10 g / L selon les auteurs[11 15], suggérant que les seuils précédemment évoqués doivent être ajustés en fonction de l'âge gestationnel.

Chez les nouveau-nés, la définition de l'anémie est encore plus délicate car sous l'influence de nombreux facteurs liés à l'accouchement ou à la technique de prélèvement. Par exemple, le mode de l'accouchement (voie basse, césarienne), le délai de clampage du placenta (inférieur ou supérieur à 60 secondes), le site du prélèvement (cordon, sang capillaire), la position du nouveau-né (basse ou haute par rapport au placenta) peuvent influer sur la concentration sanguine en hémoglobine chez le nouveau-né[16]. De ce fait, l'anémie du nouveau-né est définie par des seuils variant entre 120 g / L et 150 g / L[16-19]. De même, il n'existe aucun consensus sur le seuil pathologique du taux d'hémoglobine de l'enfant avant l'âge de 6 mois. La persistance de l'hémoglobine F jusqu'à la fin du 5ème mois de vie semble être l'une des explications possibles de la grande variabilité de cet indicateur. Dès le début du 6ème mois de vie et jusqu'à l'âge de 5 ans, les concentrations se stabilisent et l'OMS recommande d'utiliser des seuils identiques à ceux utilisés pour définir l'anémie de la femme enceinte[13]. Le tableau 1 montre les différents seuils recommandés par l'OMS pour définir l'anémie dans différents sous-groupes.

2.2. Epidémiologie de l'anémie

L'anémie est un syndrome cosmopolite touchant tous les continents et affectant presque 25% de la population mondiale. Sa répartition géographique est inégale. L'Afrique et l'Asie du Sud-Est sont les zones les plus atteintes avec des prévalences respectives de plus de 57% et 44%[1].

Table 1: Seuils de définition de l'anémie dans différents sous-groupes[1].

	Concentration en hémoglobine (g / L)
Femmes non enceintes (>15 ans)	<120
Femmes enceintes	<110
Enfants (0,5–4,9ans)	<110
Enfants (5,0–11,9 ans)	<115
Enfants (12,0–14,9 ans)	<120
Hommes (>15 ans)	<130

La prévalence de l'anémie a été décrite comme étant une fonction inversement proportionnelle au niveau de développement des pays[20]. Dans un même pays, la prévalence de l'anémie a également été décrite comme étant un reflet du niveau socioéconomique de sa population, les couches sociales les plus modestes et les moins éduquées étant les plus affectées car elles sont les plus exposées aux facteurs de risque de la maladie[20].

L'anémie est inégalement repartie selon l'âge. Les enfants de moins de 5 ans sont les plus concernés avec près de 50% (soit plus de 290 millions) d'enfants touchés dans le monde. La prévalence de l'anémie dans cette tranche d'âge est plus élevée en Afrique (> 67%) et en Asie du Sud-est (> 65%) par rapport au reste du monde[1].

Ces estimations sont nécessaires car elles permettent d'apprécier l'importance de l'anémie dans les différents sous-groupes, mais il faut les interpréter avec précaution car elles présentent de nombreuses insuffisances. En effet, elles reposent sur des données issues d'enquêtes qui ont été menées dans des populations et des contextes très différents, avec un recueil de données souvent hétérogène, multipliant ainsi les sources de biais. Dans la suite de ce document, nous nous cantonnerons à l'anémie de la femme enceinte et à ses conséquences dans les premiers mois de vie du nourrisson.

2.3. Anémie de la femme enceinte en zone d'endémie palustre

L'anémie de la femme enceinte est présente sur tous les continents. L'Afrique et l'Asie du Sud-Est constituent les zones les plus affectées (Figure 1). Plus de 56 millions de femmes enceintes sont anémiées dans le monde, soit environ 57% des grossesses[1].

2.3.1. Physiopathologie

L'anémie est une conséquence de la rupture de l'équilibre physiologique qui existe d'une part entre la production, et d'autre part la perte et/ou la destruction des globules rouges. Deux mécanismes principaux peuvent concourir à cette rupture. Il s'agit d'une part d'une insuffisance de production de globules rouges quantitative et/ou qualitative, et d'autre part de la perte des hématies circulantes par hémorragie et/ou par hémolyse[20].

13

2.3.1.1. Anémie physiologique de la femme enceinte

Au cours de la grossesse, on observe une pseudo-anémie physiologique liée à une augmentation du volume plasmatique plus importante que la masse globulaire au cours des deux premiers trimestres[10][21]. Il s'ensuit une hémodilution dont la conséquence est la chute de la concentration sanguine en hémoglobine[10][12][22-24]. A l'inverse, une hémoconcentration est observée au cours du dernier trimestre de la grossesse avec comme corollaire une augmentation du taux d'hémoglobine (Figure 2)[4][25].

En plus de l'effet propre de la grossesse sur la concentration de l'hémoglobine, plusieurs autres facteurs peuvent influer sur les variations du taux de l'hémoglobine de la femme enceinte et engendrer une anémie. Il peut s'agir de déficits nutritionnels (fer, acide folique, vitamine B12, vitamine A, vitamine C, zinc, cuivre, magnésium, cobalt), d'infections et d'anomalies génétiques (drépanocytose, déficit en G6PD, thalassémies)[26-32].

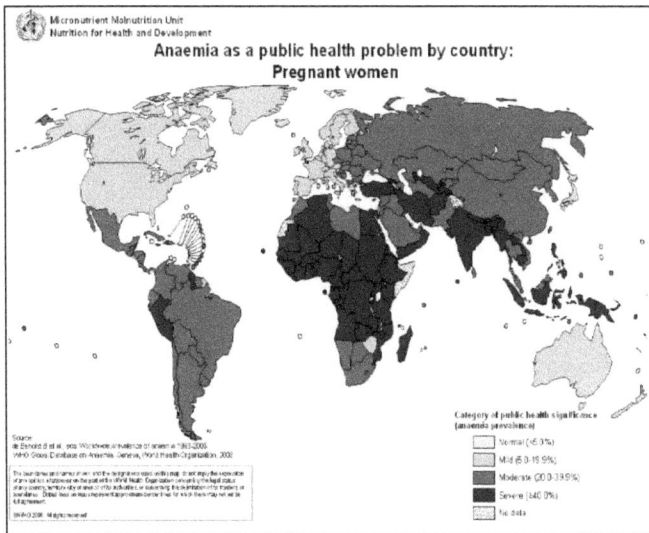

Figure 1 : **Répartition mondiale de l'anémie de la femme enceinte**

(OMS, 2008)[1]

2.3.1.2. Anémies par déficits nutritionnels

La carence en fer constitue le déficit nutritionnel le plus commun[33-34] et le plus souvent incriminé dans la physiopathologie de l'anémie gestationnelle en zone d'endémie palustre[13]. Le déficit en fer touche plus de 52% des femmes enceintes dans les pays en développement et plus de 22% des grossesses dans les pays développés[34]. Le fer intervient dans la formation de l'hème, indispensable à l'hémoglobine. Schématiquement, la survenue de l'anémie par carence en fer passe par 3 phases correspondant à trois états de gravité croissante de la carence martiale[35]. La moins grave est la baisse des réserves sans aucun trouble physiologique. Elle se traduit par un abaissement du taux de ferritine plasmatique. A un stade ultérieur, survient la disparition du fer de réserve qui retentit sur la synthèse de

15

l'hémoglobine avec une accumulation de protoporphyrine érythrocytaire. Puis apparaît la phase clinique (fatigue, pâleur de la peau et des muqueuses, palpitations, essoufflement, maux de tête, vertiges, bourdonnements d'oreille) lorsque la production d'hémoglobine est compromise et tombe au dessous 110 g / L. A ce stade, les globules rouges deviennent alors hypochromes et microcytaires[35-36].

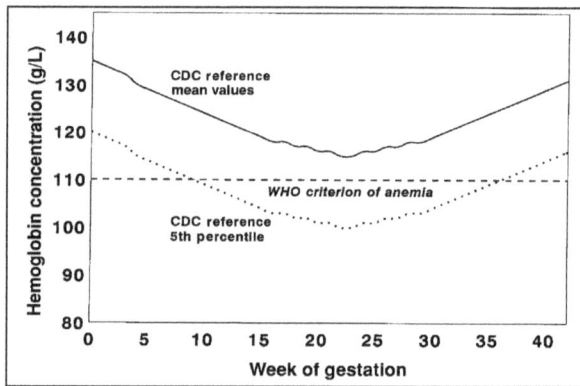

Figure 2 : **Evolution physiologique de l'hémoglobine pendant la grossesse (Ray Yip, communication personnelle, 1998)[21]**

Bien que le besoin en fer soit réduit au cours du premier trimestre de la grossesse du fait de l'absence de menstrues[37], il augmente considérablement au cours du second trimestre[12 21 24 28]. Cette augmentation répond au besoin de la mère d'accroître sa masse sanguine afin de favoriser le développement de l'unité foeto-placentaire[22 38]. Le besoin en fer s'évalue, par jour et pour une femme enceinte de 55 kg, à environ 0,8 mg au cours du premier trimestre, entre 4 et 5 mg au cours du deuxième trimestre et plus de 6 mg durant le troisième trimestre[24] [39]. Rappelons que la majorité des femmes en milieu tropical se trouvent enceintes dans un contexte de réserves martiales précaires[14], et la grossesse devient en soi un facteur de risque d'anémie.

La carence en acide folique représente la deuxième cause des anémies nutritionnelles sous les tropiques[40]. Elle est la conséquence d'un apport alimentaire insuffisant (surtout en légumes frais), d'une augmentation des besoins non compensée (grossesse) ou d'une malabsorption digestive (maladie cœliaque, parasitoses intestinales). L'acide folique est nécessaire à la synthèse et à la maturation des érythrocytes. Une concentration sérique faible en acide folique peut entraîner des troubles morphologiques des globules rouges (anémie mégaloblastique[20]) et la réduction de leur durée de vie. Pendant la grossesse, la demande en acide folique augmente et les anémies mégaloblastiques liées à des déficits en acide folique touchent presque 25% des femmes enceintes non supplémentées en acide folique dans les pays en développement[41]. La carence en acide folique se rencontre surtout chez les multipares ayant des grossesses rapprochées, et au cours des grossesses gémellaires[41].

La carence en vitamine B12 résulte surtout d'une insuffisance d'apport alimentaire et parfois de troubles liés à son absorption. Les troubles de l'absorption de la vitamine B12 sont dus à l'absence de sécrétion du facteur intrinsèque, ou à sa neutralisation immunologique dans le contexte d'une maladie de Biermer, ou encore d'une gastrectomie totale ou partielle. Par ailleurs, des affections telles que

17

la sprue tropicale, la bothriocéphalose, la maladie cœliaque sont parfois associées à une malabsorption intestinale de la vitamine B12. Cette carence est également responsable d'une partie des anémies dites mégaloblastiques[20 40 42].

2.3.1.3. Anémies liées aux maladies parasitaires et infectieuses

Les maladies parasitaires et infectieuses comme le paludisme, les infections helminthiques intestinales et l'infection à VIH constituent les principales causes des anémies dues aux infections en milieu tropical[29 43].

Le paludisme à P. falciparum peut provoquer une anémie par la destruction des érythrocytes, ou par l'inhibition de la production de nouveaux globules rouges[44-46]. Les phénomènes inflammatoires de la phase aiguë du paludisme provoquent une hyperactivité du système réticulo-endothélial qui aboutit à une érythrophagocytose et un hypersplénisme qui touche à la fois les globules rouges infectés et les globules rouges sains. L'augmentation des taux de cytokines inflammatoires de type TH1 induit une hyperplasie cellulaire au niveau de la moelle osseuse et une dysérythropoïèse[46-48]. La dysérythropoïèse entraîne un ralentissement de la production de réticulocytes et peut ainsi conduire à l'anémie. L'infection à *P. falciparum* pendant la grossesse est associée à un risque accru d'anémie maternelle[45 49 50].

Les helminthes intestinaux affectent presque 7 millions de femmes enceintes, et peuvent provoquer l'anémie en entraînant des pertes sanguines chroniques, en particulier en ce qui concerne les vers hématophages tels que les ankylostomes. Par exemple, la perte journalière de sang due à un seul ver adulte est estimée pour *Ancylostoma duodenale* entre 0,14 et 0,26 ml, et pour *Necator americanus* entre 0,02 et 0,07 ml[51]. Ces pertes sanguines s'accompagnent de déperditions en fer pouvant favoriser la survenue de l'anémie ou aggraver une anémie préexistante. Les schistosomiases peuvent également causer une anémie par perte chronique de sang, tout comme le paludisme par la destruction de globules rouges ou/et par dysérythropoïèse[52]. *Ascaris lumbricoides* et *Trichuris trichiura* ont généralement peu d'impact sur l'état hémodynamique[53]. La gravité des anémies dues aux helminthes est fonction de l'intensité du parasitisme[54-55]. Une méta-analyse réalisée en 2008 a montré une relation dose-effet entre les quantités d'œufs d'ankylostomes excrétés et l'importance de l'anémie[56].

L'infection à VIH est également courante en milieu tropical et grand pourvoyeur d'anémie en Afrique sub-Saharienne[57-60], essentiellement par infiltration néoplasique de la moelle osseuse ou suite à des phénomènes immunologiques responsables d'une anémie hémolytique. En dehors de son effet direct sur le taux d'hémoglobine, le VIH peut agir indirectement sur la concentration sanguine en hémoglobine en augmentant la susceptibilité de son hôte aux infections, notamment celles à *Plasmodium falciparum*[61] responsables à leur tour d'anémie.

Par ailleurs, d'autres infections comme les infections génitales probablement d'origines virales, bactériennes ou encore mycosiques ont été incriminées dans l'anémie de la femme enceinte[29-30]. Au-delà des mécanismes distincts par lesquels les infections (paludisme, helminthiases, infections bactériennes et virales) conduisent à l'anémie, leur présence simultanée chez un même individu peut accroître le risque d'anémie. Par exemple, il a été montré une baisse de la concentration moyenne en hémoglobine de 4,2 g / L (IC 95%: 3.1 à 5.2 g / L) chez des enfants d'âge préscolaire qui étaient simultanément infectés par *Plasmodium falciparum* et *Ancylostoma duodenale* par rapport à ceux qui étaient uniquement infectés par l'un des parasites[62]. Chez la femme enceinte, Il n'existe pas encore de données sur l'effet de la co-infection paludisme et helminthiases sur la concentration en hémoglobine de la femme enceinte. Par contre, il a été montré que l'infection à VIH augmentait la susceptibilité de son hôte au paludisme[63], et de ce fait contribuait indirectement à augmenter la prévalence de l'anémie due au paludisme.

2.3.1.4. Anémies de causes génétiques

Chaque année, presque 300 000 enfants naissent avec une drépanocytose homozygote et plus de 55 000 naissent avec une thalassémie[64].

La drépanocytose est responsable d'une anémie hémolytique chronique[11]. L'hyper-hémolyse liée à la phagocytose des hématies falciformes par les cellules réticulaires explique la survenue de cette anémie[65]. L'anémie hémolytique du sujet drépanocytaire est constante, avec un taux d'hémoglobine compris entre 60 et 80 g / L. Cependant, elle peut se compliquer lors d'une hyper séquestration splénique des hématies falciformes, ou lors d'une aplasie médullaire pouvant survenir dans la phase aiguë de l'infection.

Les thalassémies sont moins fréquentes que la drépanocytose, mais peuvent aussi être responsables d'une anémie microcytaire par insuffisance de production de l'hémoglobine[64]. La drépanocytose et les thalassémies majeures ne constituent pas une véritable cause d'anémie chez la femme enceinte en milieu tropical car la plupart des jeunes femmes atteintes de ces affections décèdent avant d'atteindre l'âge de reproduction[11]. Mais avec l'amélioration de l'accessibilité aux techniques de diagnostic et aux moyens de prise en charge de ces affections, beaucoup de jeunes femmes malades pourront atteindre l'âge de reproduction. Ces troubles génétiques pourraient alors constituer de nouvelles causes d'anémie, préoccupantes chez la femme enceinte[66].

2.3.2. Conséquences de l'anémie gestationnelle

L'anémie maternelle au cours de la grossesse a des répercussions sur la mère, le fœtus et l'enfant.

2.3.2.1. Conséquences sur la santé de la mère

L'anémie, même modérée, peut être responsable d'une baisse des performances physiques et intellectuelles de la femme enceinte[67-69]. Lorsqu'elle devient grave, l'anémie peut provoquer le décès maternel[70]. On estime que l'anémie grave est associée à environ 20% des décès maternels en Afrique sub-saharienne[14 71-72].

21

Au cours de l'accouchement, l'anémie peut être à l'origine d'une dystocie dynamique avec absence d'effort de poussée, pouvant conduire au décès de la mère et du fœtus[73]. Pendant l'accouchement ou durant les suites de couches, l'anémie sévère peut également compliquer une insuffisance cardiaque préexistante[74], et accroître ainsi le risque de décès chez la femme[73 75].

Outre les complications directement liées à l'anémie, les carences qui lui sont souvent associées peuvent engendrer de graves retentissements sur la santé de la mère et le déroulement de sa grossesse. C'est ainsi qu'une carence en fer peut être associée à une augmentation de risque pour les infections palustres ou entraîner divers déficits enzymatiques[34 76].

2.3.2.2. Conséquences sur la santé du fœtus

Les conséquences de l'anémie modérée sur le déroulement de la grossesse sont encore mal connues. L'anémie grave est pour sa part associée à un risque accru de fausses couches, d'avortements précoces et tardifs[77]. L'anémie grave est également responsable d'une baisse des échanges entre la mère et le fœtus, notamment ceux en oxygène, pouvant entraîner une prématurité, un retard de croissance intra-utérine, un faible poids de naissance, voire la mort fœtale *in utero*[77-80]. L'anémie maternelle est également associée à une anémie du fœtus[81] et peut ainsi accroître la morbidité et la mortalité néonatale et infantile[82-83].

L'impact de la carence en fer sur le fœtus est encore peu connu. Une récente revue Cochrane a montré que la supplémentation en acide folique avant et pendant la grossesse était associée à une réduction du risque de malformations congénitales du tube neural (spina bifida, bec de lièvre, anencéphalie) [84].

2.3.2.3. Conséquences sur la santé du jeune enfant

Il existe très peu de données sur les conséquences de l'anémie maternelle sur l'enfant. Néanmoins, il a été établi que l'anémie au cours de la grossesse était associée à une anémie du nouveau-né et à un déficit en fer[81 85-86]. Il a également été établi que l'anémie par déficit en fer chez l'enfant était associée à un retard de développement psychomoteur, à des troubles comportementaux et cognitifs[5 87-93].

2.3.3. Diagnostic de l'anémie de la femme enceinte

2.3.3.1. Dosage de l'hémoglobine et numération formule sanguine

Les taux d'hémoglobine et d'hématocrite sont les deux indicateurs qui permettent de poser le diagnostic de certitude de l'anémie[20]. Ces indicateurs sont faciles et rapides à mesurer même dans des pays à revenus modestes. Ils constituent un reflet du fer fonctionnel de l'organisme. Le taux d'hématocrite indique la proportion qu'occupent les globules rouges dans le volume sanguin total. Ces tests constituent cependant des indicateurs tardifs du déficit en fer puisque leurs variations ne sont perceptibles que dans la phase tardive de ce déficit[10].

Le volume globulaire moyen des érythrocytes (VGM) est élevé à la naissance, baisse durant les 6 premiers mois de vie, puis augmente progressivement tout au long de l'enfance jusqu'à l'âge adulte[94-95]. Le VGM permet de distinguer les anémies normocytaires (80 fl ≤ VGM ≤ 90 fl) des anémies macrocytaires (VGM > 90 fl) et microcytaires (VGM < 80 fl). L'anémie par déficit en fer conduit à une microcytose et en l'absence d'un empoisonnement par le plomb, d'une anémie de cause infectieuse, inflammatoire ou d'une anémie liée à une thalassémie mineure, le VGM constitue un indicateur spécifique des anémies dues au déficit en fer[96-97].

Le taux de réticulocytes varie entre 50 à 80 G / L et permet de distinguer les anémies régénératives (taux de réticulocytes >120 G / L) des anémies arégénératives (taux de réticulocytes normal ou bas)[10 34].

2.3.3.2. Diagnostic des anémies ferriprives

2.3.3.2.1. Dosage du stock de fer dans la moelle osseuse

Il constitue l'examen de certitude pour mettre en évidence une carence en fer lors d'une anémie[98], cependant la technique est très invasive et son utilisation dans les enquêtes en population est éthiquement inacceptable. On lui préfère donc d'autres techniques moins invasives mais ayant une sensibilité acceptable (protoporphyrine érythrocytaire, récepteurs solubles de la transferrine, saturation en fer de la transferrine, ferritinémie sérique).

2.3.3.2.2. Dosage de la protoporphyrine érythrocytaire

La protoporphyrine érythrocytaire est le précurseur immédiat de l'hémoglobine. Sa concentration augmente quand la quantité de fer disponible devient insuffisante pour l'érythropoïèse. Chez l'adulte et l'enfant de plus de 4 ans, une concentration supérieure à 70 μL / dL traduit un déficit martial, tandis que chez l'enfant de moins de 4 ans, le déficit en fer se traduit par un taux supérieur à 80 μL / dL. Les valeurs sont élevées au cours de l'infection et/ou de l'inflammation[94 99]. Elles sont également élevées en cas d'empoisonnement par le plomb[100], d'où l'intérêt de lui associer le dosage de la plombémie. Sa sensibilité à diagnostiquer le déficit en fer chez l'enfant a été estimée à 42% et sa spécificité à 61%[101].

2.3.3.2.3. Récepteurs solubles de la transferrine (sTfR)

Ce paramètre est le plus souvent utilisé dans les contextes où l'infection est fréquente pour identifier la carence en fer, car il est moins influencé par un état infectieux que les autres indicateurs. Les récepteurs solubles de la transferrine sont mesurés par néphélométrie. Il n'existe pas de standard certifié au niveau international et chaque kit de dosage possède ses propres seuils. Le rapport sTfR sur ferritine constitue à ce jour l'indicateur le plus sensible du statut en fer, puisqu'il permet le calcul des réserves en fer en mg par kg de poids corporel[10 42].

2.3.3.2.4. Dosage de la saturation en fer de la transferrine

Cet indicateur est calculé en divisant la concentration sérique en fer par la concentration en transferrine (protéine assurant le transport du fer dans l'organisme). Les concentrations sériques en fer et en transferrine sont mesurées par technique spectrophotométrique[102]. Tout comme la ferritine sérique, plusieurs facteurs peuvent influencer la saturation en fer de la transferrine. Par exemple, sa valeur augmente après les repas[103] et diminue lors des infections ou dans les syndromes inflammatoires[104]. De même, du fait des variations diurnes, la saturation en fer de la transferrine est élevée le matin et baisse en fin de journée[10]. Cet indicateur est plus un marqueur d'un trouble de l'érythropoïèse par déficit en fer que celui d'une déplétion martiale, il est par conséquent moins sensible que la ferritine aux variations de la concentration sérique en fer[10]. Une saturation en transferrine inférieure à 16% chez l'adulte témoigne de l'existence d'un déficit en fer. Chez la femme en âge de procréer, on estime la sensibilité d'une saturation de la transferrine inférieure à < 16% à diagnostiquer un déficit en fer à 20% et sa spécificité à 93%[105].

2.3.3.2.5. Dosage de la sérique en ferritine

La ferritine est une protéine permettant le stockage du fer dans l'organisme. Sa concentration sérique est dosée par des techniques radioimmunologiques ou immunoenzymatiques[102]. L'avantage de la mesure de la ferritine sérique est qu'elle permet une évaluation des réserves martiales en cas de déficit mais aussi en cas d'excès de fer dans l'organisme. Une relation étroite existe entre la ferritinémie sérique et les réserves en fer : 1 µg de ferritine sérique correspond à environ 10 mg de fer en stock[106-107]. Chez la femme en âge de procréer, la sensibilité et la spécificité d'une ferritine sérique basse (< 16 µg / L) à mettre en évidence une carence martiale par rapport au dosage du fer dans la moelle osseuse (technique de référence) ont été estimées respectivement à 75% et 98%. Lorsque le seuil de diagnostic

26

était fixé 12 µg / L, la sensibilité était de 61% et la spécificité de 100%. La ferritine sérique constitue le marqueur de déficit en fer le plus sensible et le plus spécifique[105].

Néanmoins comme les autres marqueurs, plusieurs facteurs dont l'infection et l'inflammation, peuvent augmenter transitoirement la concentration sérique en ferritine, de sorte qu'une valeur haute n'indique pas nécessairement une bonne teneur en fer[106]. De ce fait, il est important de mesurer également les paramètres des phases aiguë (Protéine C-réactive) et chronique (Glycoprotéine-α1, hepcidine) de l'infection[42 108], de manière à corriger les valeurs de ferritinémie obtenues en cas d'inflammation.

2.3.3.3. Déficits en acide folique et / ou en vitamine B12

La détection d'une carence en acide folique peut s'effectuer en dosant le taux de l'acide folique sérique ou mieux, le taux d'acide folique érythrocytaire[42]. La concentration sérique en acide folique se fait par une méthode radio-immunologique (technique de capture d'ions). Il semble que les infections et notamment le paludisme en milieu tropical, peuvent provoquer une augmentation transitoire de sa concentration sérique en libérant l'acide folique intra-érythrocytaire dans le sérum suite à l'éclatement des globules rouges[109].

La carence en vitamine B12 peut être diagnostiquée en dosant le taux de vitamine B12 sérique ou le taux de l'holo-transcobalamine[42] par une méthode immunoenzymatique microparticulaire.

2.3.3.4. Maladies parasitaires et infectieuses

Il s'agit en pratique de mettre en évidence les facteurs parasitaires et infectieux qui pourraient favoriser la survenue d'une anémie, soit par la recherche directe des parasites (goutte épaisse et frottis sanguin[110-112] pour le paludisme, examen direct et concentration des selles pour les helminthes intestinaux), soit par des techniques sérologiques (VIH). Nous reviendrons en détail sur certaines de ces techniques diagnostiques dans le chapitre « Méthodologie » (page 31 et suivantes).

2.3.4. Contrôle de l'anémie gestationnelle en milieu tropical

Le contrôle de l'anémie chez la femme enceinte repose sur trois principes fondamentaux : la supplémentation en fer et en acide folique, la modification du régime alimentaire et la fortification des aliments, et le contrôle des infections (paludisme, helminthiases intestinales, infection à VIH)[43].

2.3.4.1. Supplémentation en fer et en acide folique

Selon l'OMS, l'usage de comprimés de fer a été introduit pour la première dans la prise en charge de l'anémie par Blaud en 1832 sous forme de carbonate ferrique[43]. Les recommandations actuelles de l'OMS sur la supplémentation de la femme enceinte en fer et en acide folique en zone tropicale consistent en l'administration quotidienne de 120 mg de fer et 400 µg d'acide folique. Cette supplémentation doit commencer dès le début de la grossesse et se poursuivre jusqu'à 3 mois après l'accouchement[34].

2.3.4.2. Amélioration du régime alimentaire et fortification des aliments

L'amélioration du régime alimentaire constitue la méthode la plus facile à pérenniser parmi les approches pour prévenir la malnutrition en micronutriments. Elle consiste à :

- améliorer l'accès tout au long de l'année aux aliments riches en micronutriments ;
- assurer l'accès de ces aliments à toutes les familles, en particulier aux groupes vulnérables que sont les femmes enceintes et les enfants ;
- œuvrer pour un changement des habitudes alimentaires en faveur de ces aliments.

En pratique, il faut d'une part, promouvoir la consommation d'aliments riches en micronutriments et des aliments facilitant leur absorption. Il peut s'agir d'aliments riche en fer héminique (viande, volaille, poisson, fruits de mer), de vitamine C (fruits, jus de fruits, pommes de terre), de légumes frais (feuilles vertes, chou). D'autre part, il faut éviter les aliments inhibiteurs de l'absorption de fer que sont les phytates (son de céréales, infusions)[34].

2.3.4.3. Contrôle des causes parasitaires et infectieuses

2.3.4.3.1. Contrôle du paludisme et des infections helminthiques

La stratégie actuelle de contrôle du paludisme pendant la grossesse repose sur deux axes fondamentaux : la prévention du paludisme chez la femme enceinte par l'administration du traitement préventif intermittent à la sulfadoxine-pyriméthamine pendant la grossesse (TPIg) et l'utilisation de moustiquaires imprégnées d'insecticide à libération prolongée. Le TPIg consiste en l'administration de deux doses de 1500 mg de sulfadoxine et 75 mg de pyriméthamine deux fois pendant toute la durée de la grossesse aux femmes VIH négatives. Le nombre de doses à administrer est porté à trois lorsque la femme est infectée par le VIH. En zone de paludisme stable, l'OMS recommande d'usage de la quinine (8mg/kg, 3fois par jour) associé à la clindamycine (10mg/kg, 2 fois par jour) pendant sept jours pour traiter l'accès palustre de la femme enceinte quel que soit l'âge de la grossesse. En pratique, seule la quinine est utilisée à la même posologie en monothérapie. Le traitement de deuxième intention est l'artésunate (4mg /kg par jour en une seule prise) pendant sept jours. Récemment, il a été admis d'utiliser les combinaisons thérapeutiques à base d'artémisinine (CTA) pour traiter les accès palustres à partir du second trimestre[113]. Le traitement des formes graves du paludisme repose uniquement sur la quinine par voie intraveineuse.

Le contrôle des infections helminthiques intestinales consiste en l'administration de 500 mg de mebendazole en prise unique ou 100 mg d'albendazole 2 fois par jour pendant 3 jours renouvelable après 6 mois[114].

2.3.4.3.2. Contrôle de l'infection à VIH

L'OMS recommande le dépistage systématique du VIH lors de la première consultation prénatale de la femme enceinte. En pratique, un counseling est proposé à la femme enceinte lors de sa première consultation prénatale. En cas d'accord, un test de diagnostic rapide est réalisé, qui en cas de positivité est confirmé par un test ELISA. En cas de concordance, la femme est déclarée positive à l'infection à

VIH. Elle est alors prise en charge dans le cadre du programme de prévention de la transmission de la mère à l'enfant[115].

3. PROBLEMATIQUE

3.1. Situation du problème

Entre 35 et 75% des femmes enceintes sont anémiées en Afrique, et on estime que 5 à 10% d'entre elles présentent une anémie grave[116-118] responsable d'une morbidité et d'une mortalité importantes chez la mère et chez l'enfant[119-121].

La prévention de l'anémie et de ses conséquences pendant la grossesse nécessite une meilleure connaissance de la contribution relative de ses multiples facteurs de risque. Du fait de sa prévalence élevée et du rôle que le fer joue dans la production des globules rouges, le déficit martial est considéré comme étant la principale cause de l'anémie sous les tropiques[122]. Au cours de la grossesse, les besoins en fer de la femme augmentent de façon significative, et ne sont pas complètement couverts en Afrique du fait des régimes alimentaires pauvres en fer et souvent riches en éléments inhibant son absorption. Pour compenser ce déficit, l'OMS recommande une supplémentation quotidienne en fer à toutes les femmes tout au long de leur grossesse[123].

D'autres facteurs tels que les déficits en acide folique et vitamine B12, l'infection à *P. falciparum*, les infestations helminthiques intestinales, les anomalies génétiques du globule rouge (drépanocytose), les enzymopathies (déficit en G6PD) et d'autres hémoglobinopathies (thalassémies majeures) interviennent aussi dans la genèse de l'anémie gestationnelle. Mais la contribution relative de ces facteurs reste méconnue du fait des limites des méthodologies utilisées dans les études antérieures (enquêtes transversales, échantillons souvent non représentatifs, recherches souvent limitées à une seule étiologie) et de l'absence d'enquêtes ayant suivi les femmes enceintes depuis le début de leur grossesse jusqu'à leur accouchement.

En dépit de l'existence de plusieurs essais cliniques randomisés montrant que l'administration de fer et d'acide folique à la femme enceinte entraîne une amélioration de ses indices hématologiques[124], nous n'avons jusqu'à présent pas d'idée précise de l'efficacité de la stratégie de supplémentation en fer et en acide folique actuellement recommandée par l'OMS dans les conditions réelles de son utilisation. De même, nous ne savons pas précisément les conséquences directes de l'anémie maternelle pendant la grossesse sur la santé de l'enfant, en termes de morbidité et de croissance staturo-pondérale, que seul un suivi longitudinal permettrait d'obtenir.

Pour élucider ces différentes questions, nous avons étudié un sous-échantillon de 1005 femmes enceintes d'une cohorte de 1183 femmes incluses dans l'essai clinique MiPPAD (Malaria in Pregnancy Preventive Alternative Drugs) qui avait pour but de comparer l'efficacité de la méfloquine utilisée en traitement préventif intermittent pendant la grossesse (TPIg) par rapport au TPIg à la sulfadoxine-pyriméthamine (SP).

3.2. Objectifs de l'étude

Cette étude qui s'est déroulée dans la région sanitaire d'Allada-Toffo-Zè (République du Bénin), nous a permis de déterminer les facteurs de risque de l'anémie chez la femme enceinte ainsi que la contribution relative de chaque facteur. Elle nous a également permis d'évaluer l'effet des mesures préventives de l'anémie gestationnelle sur l'évolution des facteurs de risque, et d'étudier les conséquences de l'anémie maternelle sur la santé du nouveau-né (anémie et faible poids à l'accouchement).

Les résultats des différentes analyses sont présentés sous forme d'articles publiés ou soumis.

Dans un premier article publié dans « *The American Journal of Tropical Medicine and Hygiene* », nous avons présenté les facteurs de risque de l'anémie ainsi que le risque attribuable de chaque facteur au cours de la grossesse au moment de la 1ère consultation prénatale (CPN1) et avant toute intervention médicale (TPIg, albendazole, supplémentation en fer et en acide folique).

Dans un deuxième article publié également dans « *The American Journal of Tropical Medicine and Hygiene* », nous avons apprécié l'impact des différentes stratégies de prévention de l'anémie chez la femme enceinte à travers le suivi des femmes depuis leur inclusion jusqu'à l'accouchement.

Dans un troisième article, paru dans « *Malaria Journal* », nous avons étudié l'impact du rang gestationnel sur la concentration en hémoglobine au cours de la grossesse dans un contexte de TPIg. Pour ce troisième objectif, nous avons utilisé en plus des données de l'enquête APEC, celles de deux autres enquêtes. Il s'agit de l'essai clinique de prévention du paludisme par le TPI à la méfloquine comparée au TPI à la sulfadoxine-pyriméthamine qui s'est déroulé entre 2005 et 2008 à Ouidah au sud du Bénin et de l'enquête STOPPAM «Strategy TO Prevent Pregnancy Associated Malaria » qui s'est déroulée entre 2008 et 2011 à Comé, également dans le sud du Bénin.

Dans un quatrième article en préparation, nous étudierons les conséquences de l'anémie pendant la grossesse sur la santé du nouveau-né en termes d'accroissement du risque d'anémie et de faible poids à la naissance.

4. METHODOLOGIE

4.1. Contexte, mise en place et organisation générale de l'enquête

4.1.1. Contexte

Mon projet de thèse, enquête APEC (Anaemia in Pregnancy : Etiology and Consequences) a été mis en place dans le cadre de l'essai clinique MiPPAD (Malaria in Pregnancy Alternative Drugs). MiPPAD est un essai clinique randomisé, multi-centrique financé par l'Union Européenne à travers son programme EDCTP (European and Developing Countries Clinical Trails Parternhsips). Cet essai clinique se déroule au Bénin, au Gabon, au Kenya, au Mozambique et en Tanzanie. Son objectif est de comparer l'efficacité et l'innocuité de la méfloquine utilisée en traitement préventif intermittent pendant la grossesse (TPIg) par rapport au TPIg à la sulfadoxine-pyriméthamine. Quatre mille sept cent seize (4716) femmes enceintes et leurs enfants sont suivis dans le cadre du projet MiPPAD sur l'ensemble des 5 pays dont 1183 femmes au Bénin.

Dans le cadre de l'étude APEC, nous avons suivi un sous-échantillon de 1005 femmes enceintes et de 400 enfants de MiPPAD au Bénin dans l'optique de déterminer les étiologies de l'anémie maternelle pendant la grossesse et ses conséquences chez l'enfant entre 0 et 12 mois. J'ai participé avec mon directeur de thèse, à la rédaction du protocole et à toutes les étapes jusqu'à l'obtention du financement par la Fondation Bill and Melinda Gates à travers le MiPc (Malaria in Pregnancy consortium).

4.1.2. Mise en place des enquêtes MiPPAD et APEC

Dès mon arrivée le 04/09/2008 au Bénin, j'ai procédé aux entretiens, puis au recrutement du personnel indispensable au déroulement des deux enquêtes. Il s'agit d'une équipe de 19 personnes (2 médecins généralistes, 8 infirmiers et 5 techniciens de laboratoire, 4 agents de soutien). J'ai également mis en place les infrastructures nécessaires au fonctionnement des enquêtes (salles de soins des infirmiers, laboratoire). Avant le démarrage des enquêtes, j'ai effectué des sensibilisations dans les 33 villages de la zone de l'étude et réalisé plusieurs rencontres d'explication des enquêtes avec les responsables sanitaires locaux (Comité de gestion des centres de santé et médecin coordonnateur de la zone sanitaire) et les représentants de la population (chefs de villages et de quartiers).

J'ai, par ailleurs, procédé à la création des documents sources pour la collecte des données de MiPPAD et d'APEC, ainsi que des questionnaires de l'enquête APEC. J'ai également créé une base de données « Access » pour la saisie des données, organisé la saisie informatique et la validation des données.

4.1.3. Organisation du travail

Le recrutement des femmes s'est effectué sur 3 sites au Benin. Il s'agit des maternités des centres de santé des arrondissements d'Allada, d'Attogon et de Sékou. Le laboratoire de l'étude était localisé dans le centre de santé de Sékou. Deux infirmiers étaient affectés à Allada, 2 à Attogon et les 4 autres à Sékou où se concentraient plus de 63% de l'activité des deux projets. Le personnel de l'enquête a travaillé en étroite collaboration avec les sages-femmes et les infirmiers du secteur public des trois sites des enquêtes. Le recrutement des femmes dans APEC a débuté le 15/01/2009 et la dernière femme a accouché le 10/01/2012.

Enfin, j'ai réalisé la gestion logistique et financière de l'enquête en collaboration avec le médecin, l'agent administratif, l'infirmier coordonnateur de la logistique sur le terrain et l'agent de soutien.

4.2. Généralités sur le Bénin

Le Bénin est situé en Afrique de l'Ouest. Il s'étend sur une superficie de 114 762 km^2 et compte 8 millions d'habitants selon le rapport du dernier recensement en 2008. Plus de 46% de la population est âgée de moins de 15 ans, et le taux de natalité est de 42,4‰. La grande majorité de la population vit en zone rurale[125].

4.2.1. Indicateurs de santé au Bénin

Le tableau 2 présente différents indicateurs relatifs à la santé materno-infantile au niveau national et au niveau du département de l'Atlantique (département où s'est déroulée notre étude). Ces données sont issues de la 3ème enquête démographique de santé du Bénin en 2006[126] et de l'annuaire statistique et sanitaire 2008 du ministère béninois de la santé[127].

4.2.2. Anémie au Bénin

Situation de l'anémie au Bénin

En 2008, l'anémie était le sixième motif de consultation chez les adultes au Bénin. Chez les enfants de moins de 5 ans, elle représentait la troisième cause de consultation après le paludisme et les infections respiratoires aiguës. L'anémie représentait la deuxième cause d'hospitalisation après le paludisme chez les adultes et les enfants d'âge pré-scolaire. Après le paludisme, elle était la deuxième cause de mortalité globale au Bénin. Chez l'enfant de moins de 5 ans, l'anémie était responsable d'environ 11% des décès[127].

<u>Tableau 2</u> : **Indicateurs de santé materno-infantile au Bénin**

Indicateurs	Niveau national
Infection par le VIH *	
Prévalence dans la population générale	1,2%
Prévalence chez les femmes enceintes	1,8%
Suivi prénatal	
Nombre de CPN	
Aucune	6%
1	4,5%
Au moins 4	60,5%
1ère CPN avant 4 mois de grossesse	41,5%
Accouchement	
Accouchement par césarienne*	4,7%
Petit poids de	10,6%

naissance*	
Naissance dans un établissement de santé #	78,1%
Etablissement public #	65,0%
Etablissement privé #	13,0%
Indicateurs de mortalité	
Décès maternel *	146/100000
Mortalité néonatale précoce#,$	32/1000
Mortalité infantile#, $	67/1000
Mortalité infanto-juvénile#, $	125/1000
Possession d'une moustiquaire dans la population#	
Au moins une moustiquaire (traitée ou non)	56,4%
Au moins une moustiquaire imprégnée d'insecticide	24,5%
Utilisation de la moustiquaire chez la femme enceinte #	
Moustiquaire (traitée ou non)	46,5%
Moustiquaire	20,1%

imprégnée	
d'insecticide	

* Source : Annuaire statistiques sanitaires 2008 ; # Source : 3e enquête démographique de santé 2006 ; S Mortalité néonatale : mortalité dans le premier mois de vie ; mortalité infantile : mortalité dans la première année de vie ; Mortalité infanto-juvénile : mortalité dans les 5 premières années de vie. Taux exprimés en nombre de décès /1000 naissances vivantes.

Prévention de l'anémie gestationnelle au Bénin

Depuis 2006, le programme national de lutte contre le paludisme (PNLP), structure du ministère de la santé chargée de l'organisation et de l'évaluation des activités de lutte contre le paludisme et ses conséquences au Bénin, recommande :

- la supplémentation quotidienne par 200 mg de sulfate de fer (contenant 120 mg de fer) et 5 mg d'acide folique pour toutes les femmes enceintes dès la première consultation prénatale jusqu'à 3 mois après l'accouchement;

- l'administration de 200 mg de sulfate de fer et 5 mg d'acide folique deux fois par jour en cas d'anémie modérée chez la femme enceinte (70 g / L < taux d'hémoglobine < 110 g / L). Une transfusion sanguine est recommandée en cas d'anémie sévère (taux d'hémoglobine < 70 g / L) ;

- le déparasitage systématique de toutes les femmes enceintes à partir du 2ème trimestre de la grossesse. Il consiste en l'administration de 500 mg de mebendazole (prise unique) ou de 600 mg d'albendazole (100 mg deux fois par jour pendant trois jours) ;

- l'administration du TPIg (1500 mg de sulfadoxine + 75 mg de pyriméthamine) deux fois au cours de la grossesse. Les prises sont supervisées et espacées d'au moins 1 mois. La première prise doit être

43

administrée à partir de la seizième semaine d'aménorrhée. Le nombre de doses est porté à 3 chez les femmes enceintes infectées par le VIH.

- la recherche systématique du paludisme devant tout cas de fièvre chez la femme enceinte par l'utilisation des tests de diagnostic rapide (TDR).

- le traitement de tout cas de paludisme par la quinine (8 mg / kg 3 fois par jour pendant sept jours). Depuis juin 2011, le PNLP recommande l'utilisation des combinaisons thérapeutiques à base de dérivés de l'artémisinine (CTA) pour traiter l'accès palustre de la femme enceinte à partir du deuxième trimestre. La combinaison qui est recommandée par le PNLP est le Coartem® (20 mg d'artéméther et 120 mg de luméfantrine) ;

- l'utilisation à grande échelle de moustiquaires imprégnées d'insecticide (MII). Les femmes enceintes et les enfants sont particulièrement encouragés à dormir sous MII. Depuis 2003, des campagnes de distribution et de ré-imprégnation des moustiquaires sont organisées ;

- En collaboration avec le programme national de lutte contre le VIH/SIDA (PNLS), il est systématiquement proposé à chaque femme enceinte lors de sa première consultation prénatale, un test de dépistage gratuit du VIH/SIDA. Plusieurs méthodes de diagnostic existent mais au Bénin, la technique de dépistage en série a été recommandée par le PNLS.

Dans le cadre du suivi de la grossesse, lors de la 1ère CPN, la femme reçoit un kit comprenant la première dose de SP, une moustiquaire imprégnée d'insecticide à libération prolongée, des comprimés de fer et d'acide folique couvrant une période de 3 mois de supplémentation, et une cure d'albendazole ou de mebendazole. Ce kit est subventionné et coûte à la femme 850 FCFA (soit environ 1.3 Euro). Depuis juin 2011, le diagnostic du paludisme et le traitement du paludisme sont gratuits pour les femmes enceintes et les enfants de moins de 5 ans. En pratique, il existe parfois des ruptures de moustiquaires imprégnées et/ou de kits pour le test de diagnostic rapide du paludisme (TDR).

Dans le cadre de l'enquête MiPPAD, chaque femme a reçu à l'inclusion une moustiquaire imprégnée d'insecticide à libération prolongée, une dose de TPI (sulfadoxine-pyriméthamine ou méfloquine selon le groupe de randomisation). Une seconde dose de TPI lui a été administrée après un délai minimum d'un mois de la première prise. Chaque participante à l'enquête a également reçu des comprimés de fer et d'acide folique couvrant une période de 3 mois de supplémentation et une cure d'albendazole ou de mebendazole. La prescription de fer et d'acide folique a été renouvelée en cas de besoin durant toute la participation de la femme à l'étude. Tous les frais médicaux engagés dans la prise en charge des femmes et de leurs enfants étaient intégralement remboursés par les enquêtes MiPPAD et APEC.

4.3. Enquête APEC

45

4.3.1. Zone de l'étude

L'enquête APEC s'est déroulée dans la commune d'Allada située dans le département de l'Atlantique, à 55 km au nord de Cotonou, capitale économique du Bénin. Cette commune compte 11 centres de santé d'arrondissement. Chaque centre de santé dispose d'une maternité, un dispensaire et un dépôt pharmaceutique[127]. L'enquête APEC s'est déroulée dans les centres de santé des arrondissements d'Allada, d'Attogon et de Sékou. En 2008, le taux de couverture en consultations prénatales dans la zone était faible (79,8%) par rapport à la moyenne nationale (94,0%). Moins de 5% des consultations prénatales sont réalisés dans des maternités privées[127].

Selon le dernier recensement général de la population et de l'habitat réalisé en 2002, la population de la commune d'Allada est estimée à 91 778 habitants. Les populations des arrondissements d'Allada, d'Attogon et de Sékou étaient respectivement de 14 915 (16,3%), 6 230 (6,8%) et 16 124 (17,6%). Les femmes enceintes et les enfants inclus dans l'enquête APEC ont été recrutés dans les trois maternités des centres de santé des arrondissements d'Allada, d'Attogon et de Sékou. Les habitants de ces trois arrondissements représentent 40,7% (47269 / 91778) de la population totale de la commune. Ces arrondissements sont constitués de 33 villages et quartiers (Figures 3 et 4).

Il existe plusieurs ethnies dans cette partie du Bénin, mais les Aïzos représentent l'ethnie dominante.

La transmission du paludisme est pérenne dans la région, et *Plasmodium falciparum* est l'espèce dominante (97%). Il existe une période de haute transmission qui couvre la petite saison (Octobre à Novembre) et la grande saison des pluies (Avril à Juillet). Durant le reste de l'année, la transmission du paludisme est faible.

4.3.2. Population de l'étude

4.3.2.1. Cohorte des femmes enceintes

La population d'étude est composée de femmes enceintes VIH négatives résidant dans l'un des 33 villages et quartiers des arrondissements d'Allada, d'Attogon et de Sékou, fréquentant l'une des maternités des trois centres de santé de l'étude pour une consultation prénatale (CPN) et dont l'âge gestationnel est inférieur à 29 semaines d'aménorrhée. Toutes les femmes incluses dans cette étude font partie de l'essai clinique MiPPAD et n'ont pas pris de TPIg ni de fer ou acide folique, ni de traitement antihelminthique depuis le début de leur grossesse jusqu'au moment de l'inclusion.

4.3.2.2. Cohorte des enfants

Un sous-échantillon de 400 enfants des ces femmes a été suivi dans le cadre de notre enquête. Cet échantillon est composé de 200 enfants nés de mères anémiées et 200 enfants nés de mères non anémiées à l'accouchement.

4.3.3. Collecte des données

4.3.3.1. Collecte des données de la cohorte de femmes enceintes

La figure 5 montre les éléments du suivi des femmes enceintes dans le cadre de notre enquête. Il a été réalisé au cours de cette étude un suivi actif et un suivi passif.

Le suivi actif correspond à la 2ème CPN (qui a lieu au centre de santé en moyenne un mois après l'inclusion) et à la visite réalisée le jour de l'accouchement.

A l'inclusion, après l'administration de la première dose du TPIg, nous avons procédé aux recueils :

- des données sociodémographiques : âge, statut marital, niveau de scolarisation, lieu de résidence ;
- des données socioéconomiques : profession, possession de latrines, d'engin à deux roues, de poste téléviseur, de réfrigérateur ;
- des données anthropométriques : poids, taille, périmètre brachial ;
- des données cliniques : âge gestationnel ;
- des antécédents obstétricaux : rang gestationnel, date du dernier accouchement ;
- des échantillons biologiques (sang total, sérum, selles).

Lors de la 2ème CPN (avant l'administration de la deuxième dose du TPIg) et au moment de l'accouchement, nous avons collecté :

- des données anthropométriques : poids, taille, périmètre brachial ;
- des données cliniques : âge gestationnel ;
- des échantillons biologiques (sang total, sérum, selles). Pour des raisons pratiques, les selles ont été collectées deux semaines avant ou 1 semaine après l'accouchement.

Le suivi passif correspond aux consultations d'urgence. Au cours de l'enquête, les femmes étaient sensibilisées à consulter gratuitement dans l'une des trois maternités dans lesquelles s'est déroulée l'étude. Lors de ces consultations, le poids, le périmètre brachial et la température étaient systématiquement collectés. En cas de fièvre (température axillaire supérieure à 37,5°c), une goutte épaisse et un dosage d'hémoglobine étaient réalisés.

4.3.3.2. Collecte des données de la cohorte des enfants

La figure 6 présente les éléments du suivi de la cohorte des enfants. Comme chez les mères, deux types de suivis ont été réalisés : un suivi actif qui a débuté à la naissance et s'est poursuivi à 6, 9 et 12 mois de vie, et un suivi passif qui était représenté par les consultations d'urgence.

A la naissance, nous avons collecté :

- l'information sur l'anémie de la mère à l'accouchement ;
- Des données anthropométriques : poids, taille, périmètre crânien ;
- Des données cliniques : température, malformations congénitales ;
- Des données biologiques (sang total et sérum du cordon)
- Une apposition placentaire.

A 6, 9 et 12 mois, nous avons collecté :

- des données anthropométriques : poids, taille, périmètre brachial ;
- Des données cliniques : température, pâleur des muqueuses ;
- Des échantillons biologiques : sang total, sérum, selles.

Lors du suivi passif, le poids, la taille, le périmètre brachial, la température étaient systématiquement mesurés. En cas de fièvre

49

(température axillaire supérieure à 37,5°c), une goutte épaisse et un dosage d'hémoglobine étaient réalisés.

4.3.4. Collecte des échantillons biologiques

Lors du suivi actif, aussi bien chez les femmes enceintes que chez les enfants, il a été recueilli 4 mL de sang dans un tube EDTA dipotassique et 4 autres mL dans un tube sec. Ces prélèvements ont servi à la réalisation d'une goutte épaisse, du dosage d'hémoglobine, de l'électrophorèse de l'hémoglobine, des mesures de concentrations sériques en ferritine, en acide folique, en vitamine B12 et en protéine C réactive.

Lors des consultations d'urgence, il a été prélevé 4 mL de sang dans un tube EDTA dipotassique pour réaliser une goutte épaisse et un taux d'hémoglobine en cas de suspicion de paludisme et / ou d'anémie.

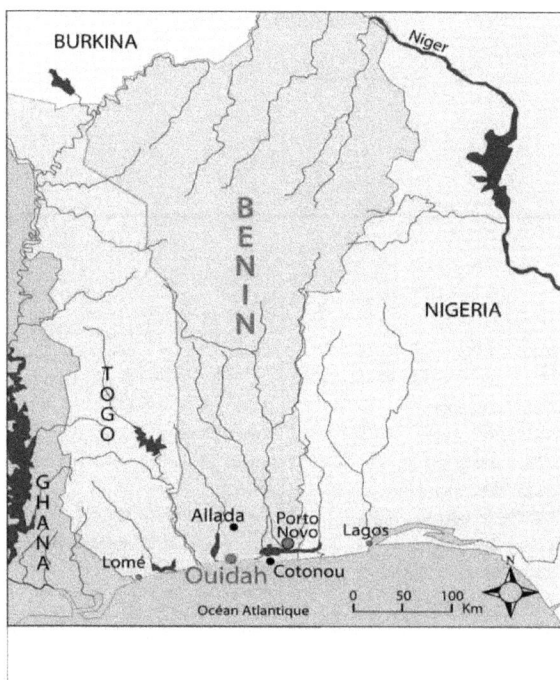

Figure 3 : Carte de la république du Bénin, montrant la commune

d'Allada, zone de l'enquête APEC [128] [129]

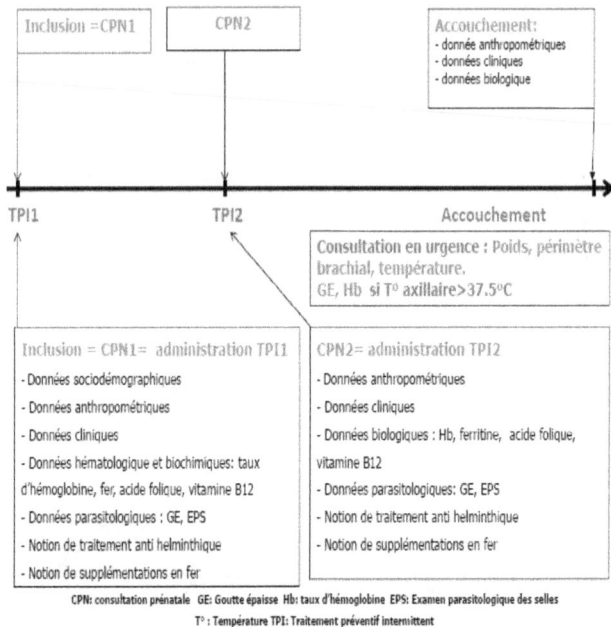

Inclusion =CPN1	CPN2	Accouchement: - donnée anthropométriques - données cliniques - données biologique

TPI1   TPI2   Accouchement

Consultation en urgence : Poids, périmètre brachial, température.
GE, Hb si T° axillaire>37.5°C

Inclusion = CPN1= administration TPI1	CPN2= administration TPI2
- Données sociodémographiques	- Données anthropométriques
- Données anthropométriques	- Données cliniques
- Données cliniques	- Données biologiques : Hb, ferritine, acide folique,
- Données hématologique et biochimiques: taux	vitamine B12
d'hémoglobine, fer, acide folique, vitamine B12	- Données parasitologiques: GE, EPS
- Données parasitologiques : GE, EPS	- Notion de traitement anti helminthique
- Notion de traitement anti helminthique	- Notion de supplémentations en fer
- Notion de supplémentations en fer	

CPN: consultation prénatale GE: Goutte épaisse Hb: taux d'hémoglobine EPS: Examen parasitologique des selles
T° : Température TPI: Traitement préventif intermittent

Figure 4: Suivi des femmes enceintes

4.3.5. Gestion des évènements morbides

Les événements morbides ont été gérés conformément aux différentes recommandations du ministère de la santé du Bénin sur la prise en charge de la femme enceinte et des enfants. Les cas de paludisme simple et d'anémie modérée ont été pris en charge localement au niveau des maternités de l'étude. Par contre les cas de paludisme grave et d'anémie sévère ont été référés soit à l'hôpital de Calavi (hôpital de référence de la zone sanitaire), soit à l'hôpital de la mère et de l'enfant Lagune, soit au Centre hospitalier universitaire-Hubert Koutoukou Maga à Cotonou.

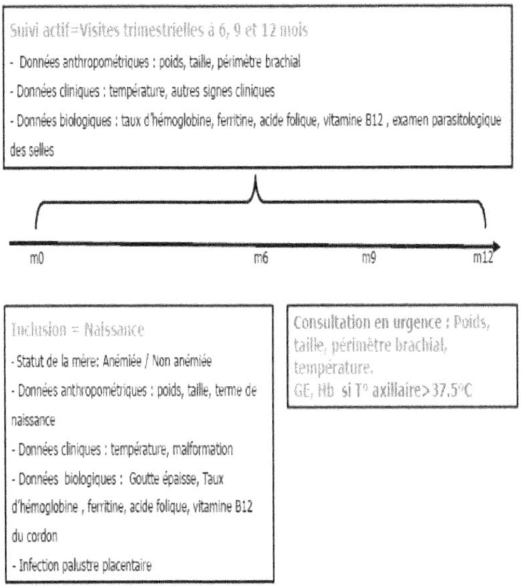

Figure 5: Suivi des enfants

Les cas de paludisme grave y sont traités par l'administration de la quinine par voie intraveineuse et les anémies par une transfusion de sang total et un traitement de la cause sous jacente de l'anémie.

4.3.6. Recensement des perdus de vue et de décès

Chaque trimestre, un point sur le suivi de la cohorte était fait. On considérait comme perdues de vue, toutes les femmes et tous les enfants dont on était sans nouvelle depuis plus de trois visites consécutives quelle que soit la raison. Dans la mesure du possible les raisons de ces pertes de vue étaient documentées (déménagements, voyages ayant duré plus de trois mois).

Tous les cas de décès survenus au cours de l'enquête ont également été documentés. En pratique, nous avons recherché la date, la cause du décès et les traitements administrés avant sa survenue. Les informations ont été collectées soient auprès de la structure sanitaire où est survenu le décès soit par autopsie verbale auprès des parents pour les rares cas de décès survenus à domicile.

4.3.7. Techniques de laboratoire

4.3.7.1. Dépistage de l'infection à VIH

Le dépistage du VIH par des méthodes de détection rapide fait partie intégrante du paquet de consultation prénatale au Bénin. Lors de la première consultation prénatale, le dépistage est proposé à la femme après un counseling. En cas d'accord, il est réalisé à l'aide des tests Determine® HIV-1/2 (Abbott Determine Kit HIV 1 and 2 package insert) et Bioline (SD Bioline Kit HIV 1 and 2 3.0 package insert). Ces tests utilisent une méthode immunochromatographique pour la détection qualitative par lecture visuelle des anticorps anti-VIH-1 et anti-VIH-2 dans le sérum, le plasma, ou le sang total humain. L'algorithme de dépistage en série précédemment décrit a été utilisé pour déterminer le statut sérologique des femmes enceintes (Annexe).

Toutes les femmes déclarées positives à l'issue de cette étape sont ensuite envoyées à l'Hôpital d'Allada où est réalisée une confirmation par un test ELISA. Si toutefois la séropositivité de la femme est confirmée, elle est prise en charge gratuitement selon les recommandations du programme national de lutte contre le VIH/SIDA à travers son volet prévention de la transmission mère-enfant du VIH

(PTME). Rappelons que les femmes VIH positives ne font pas partir du suivi de MiPPAD et par conséquent de celui d'APEC.

4.3.7.2. Diagnostic du paludisme

La technique de Lambaréné a été utilisée pour le diagnostic des infections palustres. Elle consiste à étaler 10 µL de sang sur une surface de 1,8 cm^2 d'une lame de microscope. De ce fait, chaque champ microscopique contient un volume bien défini de sang. La lame est par la suite colorée au Giemsa et lue au microscope à l'objectif 100 avec de l'huile à immersion. Le nombre moyen de parasites par champ est déterminé, puis multiplié par un facteur multiplicatif (facteur microscopique) pour obtenir le nombre moyen de parasites par µL de sang. La parasitémie est déterminée en estimant le nombre moyen de parasites par champ microscopique. Le nombre de champs microscopiques à compter dépend de la densité parasitaire. Par exemple:

- plus de 1000 parasites/champ: compter ½ champ
- entre 100 et 999 parasites / champ: compter 1 champ
- entre 10 et 99 parasites / champ: compter 10 champs
- entre 1 et 9 parasites / champ: compter 100 champs

Parasites / µl = parasites / champ * µL / champ où µL / champ est appélé facteur microscopique. Cette technique de détection a une sensibilité meilleure que celle de la goutte épaisse classique (5 parasites /µL)[110].

4.3.7.3. Dosage de l'hémoglobine

Le taux d'hémoglobine a été déterminé par une méthode photométrique à l'aide d'un hémoglobinomètre (Hemo_Control® EKF Diagnostic, Germany). Cette technique nécessite 10 µL de sang veineux. Un contrôle de qualité interne était réalisé chaque matin par le personnel du laboratoire. Par ailleurs, un contrôle externe a été effectué en envoyant 10% des échantillons au laboratoire du Centre de Santé d'Allada, où l'hémoglobine est dosée par un automate (Erma laboratory, Japan).

4.3.7.4. Détermination du génotype de l'hémoglobine

Le génotype a été déterminé par électrophorèse sur acétate de cellulose dans un champ électrique en milieu alcalin à l'aide d'une cuve à électrophorèse (Helena Laboratories, USA). Cinquante (50) µL de sang ont été utilisés pour réaliser l'examen.

4.3.7.5. Dosage de la ferritine, de la vitamine B12 et de l'acide folique

L'automate AxSYM (AxSYM, Abbott Diagnostic, USA) a été utilisé pour déterminer les concentrations sériques en ferritine, en acide folique et en vitamine B12. Il utilise d'une part, une méthode immunoenzymatique microparticulaire (MEIA) pour déterminer les concentrations sériques en ferritine et en vitamine B12, et d'autre part, une technique de capture d'ions pour quantifier la concentration sérique en acide folique. Cinq cents (500) µL de sérum ont été utilisés pour le dosage des ces trois paramètres.

4.3.7.6. Dosage de la concentration sérique en protéine C réactive

Il a été effectué à l'aide d'un kit de dosage qualitatif et semi quantitatif (Cypress Diagnostic). Il s'agit d'un réactif fait d'une suspension de particules de latex polystyrène recouvertes d'un antisérum spécifique anti-CRP humaine (fraction IgG). Une concentration égale ou supérieure à 6 m g / L de CRP dans un sérum non dilué, génère une agglutination visible après mélange avec le réactif CRP. Le test est positif si la concentration est supérieure ou égale à 6 mg / L. La sensibilité diagnostique de cette méthode est de 95,6% avec une spécificité de 96,2%.

4.3.7.7. Diagnostic des infections helminthiques

Nous avons utilisé la technique d'enrichissement de selles de Kato-Katz. Elle consiste à examiner un étalement épais d'une quantité calibrée de matières fécales préalablement éclaircies par une solution transparisante. Elle est plus sensible que l'examen direct des selles à l'état frais, car elle permet d'examiner une plus grande quantité de selles et de mettre en évidence les œufs d'helminthes, notamment les œufs d'ankylostomes. Elle permet également de quantifier l'intensité de l'infection helminthique. Le tableau 3 présente le classement par l'OMS des infections helminthiques selon leur gravité.

4.3.8. Aspects éthiques

Notre étude a reçu l'accord éthique du Comité d'Ethique de la Faculté des Sciences de la Santé (FSS) au Bénin.

Tableau 3 : Classement OMS des infections helminthiques intestinales selon leur intensité*[130]

	Infection légère	Infection modérée	Infection massive
Ascaridiose	1- 4999	5000 - 49 999	≥ 50 000
Ankylostomose	1-1999	2000-3999	≥ 4000
Trichocéphalose	1- 999	1000 -9999	≥ 10 000

*L'intensité de l'infection est exprimée en nombre d'œufs / gram de selle

Avant l'inclusion, l'étude a été expliquée à chaque participante. Elle a été expliquée en Aïzo ou en Fon par un témoin impartial à celles qui ne comprenaient pas le français. En cas d'accord, un consentement éclairé a été signé par la femme. Pour les mineures, nous avons recherché en plus de leur assentiment, le consentement signé des parents ou tuteurs légaux. Pendant toute l'étude, les femmes pouvaient volontairement et librement se retirer, si elles le désiraient.

5. ARTICLE 1

5.1. Problématique de l'article 1

L'anémie de la femme enceinte est une affection fréquente en milieu tropical. Lorsqu'elle est grave, elle est associée à des conséquences importantes pour la santé maternelle et fœtale. Les parasitoses (principalement paludisme et helminthiases) et les déficits nutritionnels (notamment les déficits en fer et en acide folique) constituent ses principales causes en Afrique. Des facteurs d'ordre génétique (hémoglobinopathies, déficit en G6PD) contribuent eux aussi à la genèse de l'anémie.

La plupart des études sur les facteurs de risque d'anémie maternelle en Afrique sub-saharienne se sont fondées sur des données collectées à des moments où les femmes avaient déjà reçu des mesures de prévention (le plus souvent des données recueillies à l'accouchement). De ce fait, certains facteurs de risque de l'anémie chez les femmes dont les données été analysées dans ces enquêtes ont pu être modifiés par les mesures de prévention mises en route dès la première consultation prénatale (Traitement Préventif Intermittent, déparasitage systématique, supplémentation en fer et en acide folique). De plus, en dépit du caractère multifactoriel de l'affection, les études antérieures ont rarement évalué simultanément plusieurs facteurs de risque potentiels sur un échantillon important de femmes enceintes. Par conséquent, à ce jour, la contribution relative des différents facteurs de risque potentiels de l'anémie gestationnelle reste encore mal déterminée.

La cohorte de l'enquête APEC présentait l'avantage d'avoir permis le recueil d'informations sur les facteurs de risque potentiels de l'anémie de la femme enceinte avant que celle-ci prenne la moindre mesure de prévention. Elle avait aussi l'avantage d'étudier plusieurs facteurs de risque sur un effectif de femmes relativement important (supérieur à 1000).

Dans l'article ci-dessous, nous avons déterminé la prévalence et les facteurs de risque de l'anémie au cours de la grossesse avant la prise de mesures préventives. Nous avons également déterminé la contribution relative de chaque facteur à l'anémie gestationnelle. Il a été publié dans « *American Journal of Tropical Medicine and Hygiene*».

5.2. Résumé des résultats de l'article 1

Caractéristiques générales des femmes enceintes

Les données de 1005 femmes VIH négatives dont l'âge gestationnel était inférieur à 28 semaines d'aménorrhée ont été analysées dans cet article. Aucune notion de prise de TPI, d'antihelminthiques et de suppléments en fer et/ou d'acide folique depuis le début leur grossesse n'a été retrouvée. Plus de la moitié des femmes (66,6%) étaient analphabètes et il y avait des latrines familiales dans 54% des foyers. L'âge moyen des femmes était 25,8 ans et en moyenne, les femmes avaient un indice de masse corporelle (IMC) de 21,1 kg / m².

Dans la majorité des cas (92%), les femmes consultaient au cours du second trimestre de la grossesse et l'âge gestationnel moyen lors de la première consultation était de 22,1 semaines. Les primigestes représentaient 18% des femmes. Le taux moyen en hémoglobine était de 103,2 g / L et dans plus de la moitié des cas (68.3%) les femmes étaient anémiées (taux hémoglobine < 110 g / L). L'anémie par carence martiale était présente chez 24,3% des femmes. L'anémie grave (hémoglobine < 70 g / L) était peu fréquente (0.7%). L'infection palustre était présente chez 15,1% des femmes et les infections helminthiques intestinales dans 11,1% des cas. Presque 50% des femmes avaient au moins un déficit nutritionnel, mais le déficit en fer était le plus fréquent (33,3%), suivi par celui en acide folique (31.3%).

Facteurs de risque de l'anémie maternelle

A l'issue de la régression logistique pas à pas descente, les infections parasitaires (paludisme et helminthiases intestinales), les déficits nutritionnels (IMC < 20 kg / m^2, les déficits en fer, en acide folique et en vitamine B12), la saison des pluies, l'âge gestationnel supérieur ou égal à 16 semaines d'aménorrhée étaient associés à une augmentation du risque d'anémie chez la femme enceinte.

Proportion d'anémie pouvant être évitée (Risques attribuables)

Presque 70% des anémies dans cette population pouvaient être évitées par la prévention de la malnutrition (faible IMC), des déficits nutritionnels (déficits en fer, en acide folique,

en vitamine B12) et des infections parasitaires

(paludisme et helminthes intestinaux).

5.3. ARTICLE 1 - OUEDRAOGO et al. American Journal of Tropical Medicine and Hygiene 2012

Am. J. Trop. Med. Hyg., 87(3), 2012, pp. 418–424
doi:10.4269/ajtmh.2012.11-0766
Copyright © 2012 by The American Society of Tropical Medicine and Hygiene

Maternal Anemia at First Antenatal Visit: Prevalence and Risk Factors in a Malaria-Endemic Area in Benin

Smaïla Ouédraogo,* Ghislain K. Koura, Manfred M. K. Accrombessi, Florence Bodeau-Livinec,
Achille Massougbodji, and Michel Cot

Institut de Recherche pour le Développement, Mère et Enfant Face aux Infections Tropicales, Faculté des Sciences de la Santé, Paris, France;
Faculté des Sciences de la Santé de Cotonou Laboratoire de Microbiologie, Cotonou, Benin; Ecole des Hautes Etudes en Santé Publique,
Santé Publique, Rennes, France; Unités Mixtes de Recherche 216, Institut de Recherche pour le Développement, Paris, France

Abstract.   The risk factors for maternal anemia (hemoglobin level less than 110 g/L) were studied in human immuno-deficiency virus–negative pregnant women in Benin at the time of first antenatal visit and prior to any prevention. Data for the first 1,005 pregnant women included in a multicentre randomized controlled trial were analyzed. Anemia was common (68.3%), and malaria and helminth infestations were prevalent in 15.2% and 11.1% of the women. A total of 33.3%, 31.3% and 3.6% of the women were iron, folic acid and vitamin B12 deficient, respectively. These parasitic infections and nutrient deficiencies were associated with a high risk of anemia. Twenty-one percent, 15%, 12%, 11% and 7% of anemia were attributable to malnutrition, malaria, iron, folic acid deficiencies, and helminth infestations, respectively. Most anemia was caused by factors that could be prevented by available tools, stressing the need to reinforce their implementation and to evaluate their effectiveness throughout the course of the pregnancy.

INTRODUCTION

Anemia in pregnancy, defined as a hemoglobin concentration less than 110 g/L, remains one of the greatest public health concerns in developing countries.[1] It is extremely common and prevalence rates ranging from 35% to 75% have been reported.[2] Severe anemia (hemoglobin level less than 70 g/L) is present in 5–10% of the cases, and induces the most dramatic consequences, i.e., increased risk of maternal morbidity and mortality, abortion, poor intrauterine growth, preterm birth and low birth weight.[3,4] These effects in turn result in higher perinatal morbidity and mortality, and higher infant mortality rate.[5]

Although the pathogenesis of anemia is multifactorial,[6,7] the disease is thought to be mainly caused by iron deficiency (ID) in developing countries and therefore, iron supplementation is routinely recommended[8] as the main prevention measure against anemia. In sub-Saharan Africa where ID is common, the prevalence of anemia has often been used as a proxy for iron deficiency anemia (IDA),[9] although no study has so far definitely established a significant relationship between iron status and anemia in pregnant women.[10,11]

Infectious and parasitic diseases, in particular malaria, helminth infestations and urinary tract infections are also important factors contributing to the high prevalence of anemia in sub-Saharan Africa.[7,11,12] Helminth infestations, especially hookworm and schistosomiasis, cause blood loss and thus contribute to increase the risk for anemia in pregnancy. The role of other factors, such as folic acid and vitamin B12 deficiencies or hemoglobinopathies also needs to be assessed precisely, in particular to determine the preventable causes of anemia.

On the occasion of a multi-center trial of Intermittent Preventive Treatment in pregnancy (IPTp) comparing sulfadoxine-pyrimethamine and mefloquine (MiPPAD study "Malaria in Pregnancy Preventive Alternative Drugs", http://clinicaltrials.gov/ct2/show/NCT00811421) funded by the European and Developing Countries Clinical Trials Partnership (EDCPT), we had the opportunity to follow-up the first 1,005 women included at the study site in Benin to investigate the prevalence and the risk factors of maternal anemia throughout pregnancy (study "Anemia in Pregnancy: Etiologies and Consequences"). We present the results of our investigations at the time of the first antenatal visit (ANV) before any supplementation or antihelminthic treatment.

MATERIALS AND METHODS

Study design. The study was a cross-sectional survey conducted at the inclusion of the first 1,005 pregnant women participating in the MiPPAD trial.

Study site. The study was conducted in the district of Allada, a semi-rural area located 50 km north of Cotonou, the economic capital of Benin. The entire district is made of 12 sub-districts, 84 villages, and a total of 91,778 inhabitants. The study participants were recruited in three maternity clinics in three sub-districts: Allada, Attogon, and Sékou. There are several ethnicities living in the district of Allada, the most important being Aïzo, a local ethnic group. Malaria is perennial and *Plasmodium falciparum* is the most common species. There are two high transmission peaks from April through July and October through November. Transmission is low during the rest of the year.

Study population. The study population was composed of human immunodeficiency virus (HIV)–negative pregnant women (less than 28 weeks of gestational age) residing in the district of Allada, who attended the ANV at any of the three maternity clinics for the first time during January 2010–May 2011. The eligibility criteria included no intake of IPTp, iron, folic acid, vitamin B12, or anti-helminthic treatment, which are part of the ANV package in Benin, since the beginning of the pregnancy. All women were offered confidential pre-test HIV counseling and thereafter informed consent was obtained for blood sample collection.

Study procedures. *Sociodemographic and clinical data collection.* All pregnant women who attended any of the three maternity clinics for ANV were approached to participate in

*Address correspondence to Smaïla Ouédraogo, Unités Mixtes de Recherche 216, Mère et Enfant aux Infections Tropicales, Faculté des Sciences de la Santé, 4, Avenue de l'Observatoire, 75270 Paris, France. E-mail: smaila11@yahoo.fr

418

the study. After informed consent was obtained, they were screened for inclusion and exclusion criteria and sociodemographic data such as age, parity, area of residence, marital status, level of education, occupation, and information useful to determine the socioeconomic level were recorded. They were clinically examined and gestational age (assessed by measuring the fundal height), mid upper-arm circumference, weight, and height were evaluated. Weights were measured to the nearest 0.1 kg by using an electronic scale (to ± 100 grams; Seca Corp., Hanover, MD) and heights to the nearest 0.1 cm by using a bodymeter device (Seca® 206 Bodymeter; Seca Corp.). Weights and heights were measured by two nurses, and the mean of the two measurements was calculated for each participant. Information on previous pregnancies and children and history of chronic diseases were also recorded.

Blood and fecal samples collection at enrollment. Eight milliliters of venous blood was obtained from each participant, of which 4 mL was collected into a tube containing dipotassium EDTA and 4 mL was collected into an iron-free dry tube. Blood samples were collected before the administration of hematinics, folic acid, IPTp, or antihelminthic drugs as part of antenatal prophylaxis.

Containers were given to the women to collect feces for intestinal helminth infestations. These containers were collected the next day within the first six hours after defecation.

Laboratory tests. The hemoglobin level was measured with a Hemo-Control photometer (EKF Diagnostics, Barleben/ Magdeburg, Germany) device with 10 µL of blood. Daily calibration of the Hemo-Control device was performed by laboratory technicians. In addition, an external quality control was made by sending one of 10 consecutive samples to the Allada Central Hospital laboratory, where dosages were determined by using a hematology analyzer (Erma Laboratory, Tokyo, Japan).

Women with a hemoglobin concentration less than 110 g/L were treated according to the national guidelines, i.e., 200 mg of iron twice a day for mild and moderate anemia (hemoglobin levels = 70 g/L and less than 110 g/L, respectively), and treated locally or referred to the tertiary hospital of the district in case of severe anemia (hemoglobin level less than 70 g/L). Furthermore, women were advised to consume iron-rich foods, such as beef, eggs, and green leafy vegetables. Hemoglobin genotypes were determined by using alkaline electrophoresis on cellulose acetate (Helena Laboratories, Beaumont, TX) with 50 µL of blood.

Serum ferritin, folic acid, and vitamin B12 concentrations were measured by using an AxSym Immuno-Assay Analyzer (Abbott Laboratories, Abbott Park, IL) with 500 µL of serum. C-reactive protein (CRP) concentrations were determined by using a rapid slide test (CRP Latex; Cypress Diagnostics Inc., Campbellsville, Ontario, Canada) to correct for increased ferritin levels associated with inflammatory syndromes.[15]

Detection of HIV detection is part of the first ANV package in Benin. The Determine (HIV 1 and 2 Kit; Abbott Laboratories) and Bioline (HIV 1 and 2 3.0 Kit; Bioline, Taunton, MA) rapid tests were used to detect HIV infections by using a serial testing algorithm. HIV-positive tests were sent to the District of Allada Central Hospital for confirmation by using an enzyme-linked immunosorbent assay. When an HIV-positive result was confirmed, she was treated according to the Benin National Program against HIV and

Acquired Immunodeficiency Syndrome Guidelines (Program National de Lutte Contre le VIH/SIDA).

The Lambaréné technique was used to assess malarial infection. Ten microliters of blood was spread on a rectangular area of 1.8 cm^2 (1.8 cm × 1 cm) of a slide. The slide was stained with Giemsa and read at a magnification of 1,000 × with an oil immersion lens. A multiplication factor was applied to the average parasitemia/field to determine the number of parasites/microliter. The Lambaréné method detection threshold has been estimated to be 5 parasites/µL.[14]

Infestations by helminths were assessed by using the Kato-Katz concentration method[15] (Vestergaard Frandsen, Lausanne, Switzerland). Because fecal samples must be processed and examined extemporaneously, no external control was used, but the slides were read by two laboratory technicians independently.

Definitions. *Anemia.* For the definition of severe anemia, we preferred to use a more discriminating 80 g/L threshold than the 70 g/L recommended by the Beninese Ministry of Health. Anemia was defined as a hemoglobin concentration less than 110 g/L. Severe, moderate, and mild anemia were defined as hemoglobin concentrations less than 80 g/L, 80–99 g/L, and 100–109 g/L, respectively.

Iron status and IDA. Iron deficiency was defined as a serum ferritin concentration less than 12 µg/L or as serum ferritin concentration of 12–70 µg/L in the context of inflammatory syndrome.[16] Iron deficiency anemia was defined a hemoglobin concentration less than 110 g/L with ID. Inflammation was defined as positive CRP result, i.e., CRP concentration less than 5 mg/mL.[17]

Folic acid and vitamin B12 deficiencies. Folic acid deficiency was defined as a serum folic acid concentration less than 6 ng/mL. Vitamin B12 deficiency was defined as a vitamin B12 serum concentration less than 150 pg/mL.

Helminth infestations. Intestinal helminth infestations were diagnosed by the presence of intestinal helminth eggs in the fecal sample. Eggs were counted (number of eggs/gram of feces).

Body mass index at the beginning of pregnancy. From the end of the first trimester of gestation, pregnant women gain 1 kg per month until delivery.[18] We used the gestational age at inclusion to estimate the weight (in kilograms) that women were supposed to gain since the beginning of the pregnancy. This amount was then subtracted from the weight on the day of inclusion to obtain a rough estimate of the weight before pregnancy (Table 1).

Data management and statistical analysis. Data were collected in parallel to the MiPPAD study by using the source documents from the trial. They were double-entered into an Microsoft (Redmond, WA) Access database and analyzed by using with Stata Software for Windows version 11.0

TABLE 1
Estimation of body mass index at the beginning of pregnancy in Benin*

Gestational age (weeks)	Weight at beginning of pregnancy (kg)
8–12	W1
13–16	W2
17–20	W3
21–24	W4
25–28	W5

*Body mass index (kg/m²) = W/H × H, where W = weight at inclusion in kilograms and H = height in meters.

(StataCorp LP, College Station, TX). We first described the baseline characteristics of the women and the factors potentially influencing their hemoglobin levels. Means of hemoglobin concentrations were computed and compared by using the Students t-test.

Relationships between anemia and risk factors were studied by using univariate logistic regression. A multiple logistic regression was performed that took into account all factors with P values < 0.20 by univariate analysis.

Population-attributable risks were also calculated to estimate the proportion of anemia that could be prevented by the elimination of each of the assessed risk factors. A P value below 0.05 was considered statistically significant.

Ethical considerations. This study was approved by the Ethics Committee of the Faculty of Medicine of Cotonou, Bénin. Before each inclusion, the study was explained in local language to the participant and her voluntary consent was obtained. In case the woman could not read, an impartial witness was involved in the process. In addition to the assent of minors, consent was obtained from the parents or legal guardians. Women were free to interrupt their participation at any time during the study.

RESULTS

In this study, 1,008 pregnant women were enrolled. Three women were excluded from the analysis because of HIV-positive results, uterus fibroma, and gestational age more than 28 weeks, respectively. Among the 1,005 remaining pregnant women, helminth infestations and hemoglobin genotypes were not assessed in 16 participants and 1 participant, respectively. All remaining data were obtained from the entire study population.

General characteristics of the study population. Only 8% of the women were consulted at the health center for the first time during the first trimester (< 16 weeks of gestation), and the remainder (92%) were consulted during the second trimester. Women had a mean age of 25.8 years (95% confidence interval [CI] = 5.4–6.1 years and 18.9% were primigravidae. The mean gestational age at the first ANV was 22.1 weeks (95% CI = 21.8–22.3 weeks). The man hemoglobin level was 103.2 g/L (95% CI = 102.4–103.9 g/L), and the mean body mass index (BMI) was 21.1 kg/m² (95% CI = 20.8–21.3 kg/m²).

Baseline characteristics of pregnant women and factors possibly associated with anemia are shown in Tables 2 and 3. Most (66.6%) women were illiterate, married (98.7%), or housewives (52.8%). More than half (54.0%) of them came from families who owned latrines.

A total of 68.3% were anemic and few (3.4%) had severe anemia. Iron deficiency anemia was prevalent in 24.3% of the pregnant women. A total of 15.1% had malaria parasites and 11.1% had intestinal helminths. Hookworms were the most prevalent species (80.9%). Almost 50% of the women had at least one nutritional deficiency. A total of 33.3% were iron deficient. Isolated deficiencies of iron (70.6%) and folate (18.8%) were most frequent. Only three (0.3%) women were deficient in iron, folic acid, and vitamin B12.

Factors associated with hemoglobin levels. Mean hemoglobin levels were lower in women less than 20 years of age and in primigravidae. Malaria infection, inflammatory syndromes, and nutritional and nutrient factors (low BMI and

iron, folic, and vitamin B12 deficiencies) were associated with lower mean hemoglobin levels (Table 4). Having electricity in the house was associated with a higher hemoglobin concentration. There was no association between hemoglobin levels and hemoglobin genotypes, helminth infestations, intervals between pregnancies, and other socioeconomic characteristics.

Risk factors of anemia at the time of first ANV. Multivariate logistic regression showed that malaria infection, second trimester of gestation (gestational age ≥ 16 weeks); rainy season; low BMI; folate, iron, and vitamin B12 deficiencies; and helminth infestations were associated with a higher risk of anemia. Interestingly, odds ratios (ORs) were essentially unchanged after adjustment by the multivariate model, suggesting that the main risk factors were independently related to anemia in the study population (Table 5). Primigravidity (OR = 7.2, 95% CI = 3.5–14.7), folic acid deficiency (OR = 2.7, 95% CI = 1.3–5.5), and inflammatory syndrome (OR = 2.5,

TABLE 2

Characteristics of pregnant women at the time of first antenatal visit in Benin*

Characteristic	No. (%)
Illiterate	669 (66.6)
Married	992 (98.7)
Housewife	531 (52.8)
Having latrines	543 (54)
Having electricity	423 (42.1)
Having a refrigerator	52 (5.2)
Having a television	571 (56.9)
Having at least a bicycle	779 (77.5)
Primigravidae	190 (18.9)
Anemia (hemoglobin level < 110 g/L)	686 (68.3)
Mild anemia (hemoglobin level = 100–109 g/L)	324 (32.3)
Moderate anemia (hemoglobin level = 80–99 g/L)	328 (32.6)
Severe anemia (hemoglobin level < 80 g/L)	34 (3.4)
Iron deficiency	335 (33.3)
Folic acid deficiency	315 (31.3)
Vitamin B12 deficiency	36 (3.6)
Inflammatory syndrome	206 (20.5)
Malaria infection	152 (15.1)
Helminth infestations	110 (11.1)
Hemoglobin genotypes	
AA	725 (72.2)
AS	205 (20.4)
AC	61 (6.1)
Other (CC, SS, SC, AF)	13 (1.3)

* All no. = 1,005, except for hemoglobin genotypes (n = 1,004)

TABLE 3

Distribution of helminth infestations and nutrient deficiencies in pregnant women at the time of first antenatal visit in Benin

Characteristic	No. (%)
Type of helminth infestation (n = 989)	
Hookworm	89 (9.0)
Ascaris lumbricoides	10 (1)
Trichuris trichiura	8 (0.8)
Schistosoma mansoni	2 (0.2)
Hookworm and Ascaris lumbricoides	1 (0.1)
Type of nutrient deficiencies (n = 1,005)	
Iron	207 (20.6)
Folic acid	189 (18.8)
Vitamin B12	15 (1.5)
Iron and folic acid	115 (11.4)
Iron and vitamin B12	10 (1.0)
Folic acid and vitamin B12	8 (0.8)
Iron, folic acid, and vitamin B12	3 (0.3)

TABLE 4

Factors associated with mean hemoglobin levels in 1,005 pregnant women in Benin, by univariate analysis[a]

Factor	No.	Mean (g/L)	95% CI	P
Age (years)				
≥ 20	748	104.0	103.2–104.8	
< 20	257	100.7	98.9–102.5	0.0002
Gestational age (weeks)				
< 16	80	109.7	106.9–112.5	
16–28	925	102.6	101.8–103.5	< 0.0001
Gravidity				
Primigravidae	190	99.3	97.1–101.4	
Multigravidae	815	104.1	103.3–104.9	< 0.0001
BMI (kg/m²)				
≥ 20	560	104.5	103.5–105.6	
< 20	445	101.4	100.29–102.5	0.0001
Having electricity				
No	582	102.4	101.4–103.4	
Yes	423	104.2	103–105.3	0.026
Malaria				
No	853	104.1	103.3–104.9	
Yes	152	97.8	95.9–99.8	< 0.0001
Iron deficiency				
No	670	104.1	103.2–105.0	
Yes	335	101.3	99.9–102.6	0.0006
Folic acid deficiency				
No	690	104.1	103.2–105.1	
Yes	315	101.0	99.6–102.3	0.0002
Vitamin B12 deficiency				
No	969	103.3	102.5–104.1	
Yes	36	99.7	96.4–103.1	0.090
Inflammatory syndrome				
No	799	103.8	102.9–104.6	
Yes	206	100.8	99–102.48	0.0019
Season of inclusion				
Dry	602	104.2	103.2–105.2	
Rainy	403	101.6	100.4–102.7	0.0009

[a] There was no significant association between mean hemoglobin levels and the other socioeconomic characteristics, hemoglobin genotypes, helminth infestations, interval between pregnancies, and history of low birth weight. CI = confidence interval; BMI = body mass index.

95% CI = 1.2–5.3) were associated with a higher risk for severe anemia (hemoglobin level less than 80 g/L).

Population-attributable risks. A total of 21% (95% CI = 18–24%), 15% (95% CI = 13–17), 12% (95% CI = 10–14%), 11.0% (95% CI = 9–13%), 5% (95% CI = 4–6%), and 7% (95% CI = 5–9%) of anemia in this population were attributable to overall malnutrition, malaria infestation, ID, folate deficiency, vitamin B12 deficiency, and helminth infestations, respectively.

DISCUSSION

To our knowledge, this study is the first to investigate the risk factors of anemia during pregnancy before any preventive treatment. It is particularly important to obtain this information at the beginning of follow-up of a pregnant woman because medications given through the ANV package (sulfadoxine-pyrimethamine IPTp, iron and folic acid, anti-helminthics) can interact with physiologic variations of hemoglobin levels during pregnancy.[4,10] Compared with previous studies,[4,10,11] use of a wide range of variables potentially influencing the hemoglobin concentration on a large number of women (more than 1,000) and few missing data enabled us to perform a powerful analysis and to deal adequately with confounding factors.

Our results indicate that anemia is frequent in this population and that nutritional deficiencies (iron, folate, vitamin B12 deficiencies and more generally low BMI) and parasite infections (P. falciparum and intestinal helminths) are significant risk factors.

The finding of an increased prevalence of anemia is consistent with previous results from Benin and from other areas in sub-Saharan Africa.[2] More than 67% of the women had mild to moderate anemia. Moderate anemia may adversely affect physical performance,[2,28] and increase intrauterine growth retardation and risk of preterm delivery.[21,22] With our hemoglobin cut-off of 80 g/L, 3.4% of pregnant women had severe anemia, supporting a previous finding in a neighboring area in Benin.[4] The low proportion of women with a hemoglobin level less than 70 g/L in this study was similar to that found in neighboring countries.[10,23]

In agreement with other studies in sub-Saharan Africa[24] and with a recent study in a neighboring area in Benin,[4] malaria was one of the main factors associated with anemia. Plasmodium falciparum directly destroys erythrocytes,[25] but more complex phenomena are also involved, such as the inhibition of erythropoiesis by malarial pigment and malaria-induced pro-inflammatory mediators.[26] Fifteen percent of the women were infected at the first ANV, and 15% of anemic syndromes were attributable to malaria in our population. Such a relatively high prevalence is probably because the women had not been given the first IPTp dose when they were sampled and that for those women, the ANV was care-seeking oriented rather than motivated by a systematic follow-up of pregnancy. It could also partially explain the high proportion of inflammatory syndromes found in our population (more than 20%) because more than 33% of women with inflammation were malaria positive. Other infections (respiratory, genital, or urinary) could have contributed to increase the prevalence of inflammatory syndromes in this population. Unfortunately, because of the constraint of not interfering with the protocol of the clinical trial that our study was nested in, we were not able to investigate them more accurately.

Helminth infestations were also associated with an increased risk of anemia, as shown in other studies in tropical settings.[27,28] In our population, 7% of anemia was attributable to helminth infestations. Hookworm infestations cause blood loss, putting the mother and the fetus at high risk for anemia. Considering the seriousness of these infections during pregnancy, the World Health Organization recommends that an antihelminthic treatment should be given to all pregnant women after the first trimester of gestation.[29] These recommendations are part of the national policy for antenatal prevention in Benin, and the women in this study were sampled before the administration of mebendazole.

For the first time in west Africa, we showed that ID increased the risk for anemia during pregnancy. Although iron requirements decrease in the first trimester because of the absence of menstruation, they increase steadily during the second trimester until the end of pregnancy.[4,30] This augmentation is explained by the need to expand the plasma volume and erythrocyte mass of the mother,[31] which are essential to development of fetal-placenta unit and because iron is a mandatory component of erythropoiesis.[32] In sub-Saharan Africa, food taboos, inadequate dietary iron, and poor bioavailability of dietary iron from fiber adversely affect the storage of iron,

TABLE 5
Risk factors for anemia in 1,005 pregnant women in Benin, by univariate and multivariate analyses [*]

Factor	No.	Crude OR (95% CI)	P	Adjusted OR (95% CI)	P
Malaria					
No	853	1		1	
Yes	152	2.4 (1.6-3.7)	<0.001	2.2 (1.4-3.5)	<0.001
Gestational age (weeks)					
<16	80	1		1	
≥16	925	2.1 (1.3-3.3)	0.002	1.7 (1.3-2.8)	0.025
Season of inclusion					
Dry	602	1		1	
Rainy	403	1.6 (1.2-2.1)	0.002	1.6 (1.2-2.1)	0.002
BMI (kg/m²)					
≥20	560	1		1	
<20	445	1.6 (1.2-2.1)	0.001	1.6 (1.2-2.2)	0.001
Folic acid deficiency					
No	690	1		1	
Yes	315	1.5 (1.1-1.9)	0.013	1.4 (1.0-1.9)	0.045
Iron deficiency					
No	670	1		1	
Yes	335	1.4 (1.0-1.8)	0.028	1.4 (1.1-1.9)	0.029
Helminth infestations					
No	879	1		1	
Yes	110	1.7 (1.1-2.7)	0.027	1.7 (1.0-2.7)	0.037
Vitamin B12 deficiency					
No	969	1		1	
Yes	36	2.4 (0.9-5.8)	0.055	2.4 (1.0-6.2)	0.049
Gravidity					
Multigravidae	815	1		-	
Primigravidae	190	1.3 (0.9-1.8)	0.2	-	-
Possession of latrines					
No	462	1		-	
Yes	543	0.8 (0.6-1.1)	0.11	-	-
Inflammatory syndrome					
No	799	1		-	
Yes	206	1.3 (0.9-1.8)	0.12	-	-
Age (years)					
>20	748	1		-	
≤20	257	1.3 (0.9-1.7)	0.14	-	-

[*] CI = confidence interval; BMI, body mass index.

eventually causing anemia. Iron deficiency is usually considered to be the leading cause of anemia in pregnant women. Although we showed that ID was an important cause of anemia in our population, it represented only 12% of the attributable causes, after overall malnutrition and malaria.

We used serum ferritin concentrations to assess the iron store of pregnant women and CRP (a marker of the acute phase of infection) to interpret values in cases of inflammation. The measurement of alpha 1 acid glycoprotein, which seems to be the most appropriate in correcting thresholds of serum ferritin in the context of chronic inflammation,[15] was not technically and financially feasible at the time our study was conducted. Therefore, the effects of chronic inflammation on serum ferritin levels are likely to have been underestimated.[33] In theory, the best technique for diagnosing IDA is the examination of stained bone marrow aspirates for storage iron as hemosiderin,[34] However, this method is ethically unacceptable in a population survey, especially in apparently healthy pregnant women.

Other indicators such as transferrin and transferrin saturation could have been used to assess iron status. However, their interpretation can be affected by several factors such as intake of meals, malignant syndromes, liver diseases, nephrotic syndrome, and malnutrition.[35,36] Furthermore, the day-to-day variation of transferrin saturation is less sensitive to iron deficiency than is the serum ferritin concentration

because changes in transferrin saturation occur after iron stores are depleted.[37]

In accordance with a study in Malawi,[11] folate deficiency was common in this population and was associated with an increased risk of anemia. These findings may have been caused by dietary insufficiency, absorption disorders, and parasitic or infectious diseases. With a cut-off value of 150 pg/L, low vitamin B12 concentrations were found in 3.6% of the women. This deficiency is commonly believed to induce megaloblastic anemia. In our study, it was associated with an increased risk of maternal anemia as found in other areas in Africa.[32] Independently from iron, folic acid, and vitamin B12 deficiencies, a low BMI (indicating overall malnutrition) was also associated with anemia. At a population level, more than 20% of anemia cases were attributable to overall malnutrition. This finding stresses the role that other micronutrients deficiencies may play in the occurrence of anemia during pregnancy.

More than 44% of women in this population experienced malnutrition at the beginning of pregnancy. This finding is probably caused by effects of food restrictions in pregnant women, which are common and described as important underlying causes of malnutrition and anemia in Africa and elsewhere.[36] As Ayoya and others have reported, several vitamin- and mineral-rich foods (eggs, meat, and milk) are seldom consumed or their consumption is limited because of the belief that they may result in poor pregnancy issues. Financial limitations also commonly hamper access to animal proteins and other more expensive mineral and vitamins rich-foods.[10] It has been found in a study identifying dietary patterns of urban adults in Benin that intakes of vitamin E, vitamin B12, calcium, and zinc were overall low.[39] Moreover, unequal household distribution of vitamins and protein-rich foods favoring men over women and children further exacerbates this problem. Unfortunately, the original design did not include micronutrients other than iron, folic acid and vitamin B12, and this may be a limitation to the study.

Most women in our sample had an AA hemoglobin genotype and almost 21% had heterozygous AS. Only one woman had sickle cell disease, and this was probably because of the fact that most women with an SS hemoglobin genotype did not reach the age of childbearing. Hemoglobin SS-associated high rates of mortality can be related to low levels of access to care, delay in the diagnosis of the disease, or the result of ineffective treatment. We did not observe any association between anemia and heterozygous AS genotype. In sub-Saharan Africa, sickle cell disease, although a serious disease, is not a common problem in pregnant women. It is likely that improved health services will enable an increasing number of these patients to reach reproductive age and that the role played by genetic abnormalities of hemoglobin will become more important.

In addition to *P. falciparum* and helminth infestations, genital and urinary infections have been suggested to be associated with an increased risk for anemia in pregnant women.[10,11] However, being chronic and associated with mild symptoms (if any), they are unlikely to be promptly reported by women. They are believed to act through inflammation, impairing erythropoiesis, and interfering with mobilization of reticulo-endothelial iron storages,[40] and shortening erythrocyte survival. However, because our study was nested in a multicenter clinical trial, there was no possibility to actively search for asymptomatic infections without treating them and thus inducing a bias between trial sites.

Anemia in pregnancy is common in Benin, and in addition to malaria infection, nutritional factors (particularly iron and folic acid) and helminth infestations are its main causes. Most of these potential causes can be prevented by using existing tools such as IPTp, antihelminthic treatment, and iron and folic acid supplementation, which have been administered to the women after they were sampled. By following-up this population until delivery, we will be able to assess the impact of prevention strategies on the persistence and severity of anemia.

Received November 11, 2011. Accepted for publication March 3, 2012.

Acknowledgments: We thank the pregnant women for participating in this study; study nurses and laboratory technicians, field worker and driver Dr. Didier Tonakpon Agbozogninbe, and midwives of the district of Allada and their assistants for their help in conducting this study; and Jacqueline Milet and MiPPAD executive committee for valuable inputs in this work.

Financial support: This study was supported by the Malaria in Pregnancy consortium, which is founded through a grant from the Bill and Melinda Gates Foundation to the Liverpool School of Tropical Medicine. The MiPPAD study was co-supported by the EDCTP (EDCTP-IP.07.31080.002). Smaïla Ouédraogo was supported by an Institut de Recherche pour le Développement grant while writing this paper.

Authors' addresses: Smaïla Ouédraogo, Ghislain K. Koura, and Michel Cot, Unités Mixtes de Recherche 216, Mère et Enfant Face aux Infections Tropicales, Faculté des Sciences de la Santé, 4, Avenue de l'Observatoire, 75270 Paris, France, E-mails: smaila11@yahoo.fr, kourakobtoghislain@yahoo.fr, and michel.cot@ird.fr. Manfred M. K. Accrombessi and Achille Massougbodji, Faculté des Sciences de la Santé de Cotonou Laboratoire de Microbiologie, Cotonou, Benin, E-mails: accrombessimanfred@yahoo.fr and massougbodjiachille@yahoo.fr. Florence Bodeau-Livinec, Ecole des Hautes Etudes en Santé Publique, Sante Publique, Rennes, France, E-mail: bodeau01@eysmc.org.

REFERENCES

1. World Health Organization, 1992. *The Prevalence of Anaemia in Women. A Tabulation of Available Information*, Second edition. Geneva: World Health Organization.
2. World Health Organization. 2008. *Worldwide Prevalence of Anemia 1993–2005*. Geneva: World Health Organization.
3. Stoltzfus RJ, 2003. Iron deficiency: global prevalence and consequences. *Food Nutr Bull 24:* S99–S103.
4. Bodeau-Livinec F, Briand V, Berger J, Xiong X, Massougbodji A, Day KP, Cot M. 2011. Maternal anemia in Benin: prevalence, risk factors, and association with low birth weight. *Am J Trop Med Hyg 85:* 414–420.
5. Brabin BJ, Premji Z, Verhoeff F, 2001. An analysis of anemia and child mortality. *J Nutr 131:* 636S.
6. Tolentino K, Friedman JF, 2007. An update on anemia in less developed countries. *Am J Trop Med Hyg 77:* 44–51.
7. van den Broek N, 1998. Anaemia in pregnancy in developing countries. *Br J Obstet Gynaecol 105:* 385–390.
8. De Maeyer E, 1989. *Preventing and Controlling Iron Deficiency through Primary Care*. Geneva: World Health Organization.
9. World Health Organization/United Nations Children's Fund, 2004. *Towards an Integrated Approach for Effective Anaemia Control*. Geneva: World Health Organization.
10. Ayoya A, Spiekermann-Brouwer GM, Traoré AK, Stoltzfus RJ, Garza C, 2006. Determinants of anemia among pregnant women in Mali. *Food Nutr Bull 27:* 3–11.
11. van den Broek NR, Letsky EA, 2000. Etiology of anemia in pregnancy in south Malawi. *Am J Clin Nutr 72:* 247S–256S.
12. Asobayire FS, Adou P, Davidsson L, Cook JD, Hurrell RF, 2001. Prevalence of iron deficiency with and without concurrent anemia in population groups with high prevalences of malaria and other infections: a study in Côte d'Ivoire. *Am J Clin Nutr 74:* 776–782.
13. Thurnham DI, McCabe LD, Haldar S, Wieringa FT, Northrop-Clewes CA, McCabe GP, 2010. Adjusting plasma ferritin concentrations to remove the effects of subclinical inflammation in the assessment of iron deficiency: a meta-analysis. *Am J Clin Nutr 92:* 546–555.
14. Planche T, Krishna S, Kombila M, Engel K, Faucher JF, Ngou Milama E, Kremsner PG, 2001. Comparison of methods for the rapid laboratory assessment of children with malaria. *Am J Trop Med Hyg 65:* 599–602.
15. World Health Organization, 1994. *Bench Aids in the Diagnosis of Intestinal Parasites*. Geneva: World Health Organization.
16. Kabyemela ER, Fried M, Kurtis JD, Mutabingwa TK, Duffy PE, 2008. Decreased susceptibility to *Plasmodium falciparum* infection in pregnant women with iron deficiency. *J Infect Dis 198:* 163–166.
17. Thurnham DI, McCabe GP, Northrop-Clewes CA, Nestel P, 2003. Effects of subclinical infection on plasma retinol concentrations and assessment of prevalence of vitamin A deficiency: meta-analysis. *Lancet 362:* 2052–2058.
18. United nations Administrative Committee on Coordination, 2000. *Low Birth Weight, Report of Meeting*. Dhaka, Bangladesh. Nutrition Policy Paper 18.
19. Klebanoff MA, Shiono PH, Berendes HW, Rhoads GG, 1989. Facts and artifacts about anemia and preterm delivery. *JAMA 262:* 511–515.
20. Greenham R, 1978. Anaemia and *Schistosoma haematobium* infection in the north-eastern province of Kenya. *Trans R Soc Trop Med Hyg 72:* 72–75.
21. Scholl T, Hediger M, Fischer R, Shearer J, 1992. Anemia vs. iron deficiency: increased risk of preterm delivery in a prospective study. *Am J Clin Nutr 55:* 985.

22. Rasmussen KM, 2001. Is there a causal relationship between iron deficiency or iron-deficiency anemia and weight at birth, length of gestation and perinatal mortality? *J Nutr 131:* 590S.

23. Meda N, Mandelbrot L, Cartoux M, Dao B, Ouangre A, Dabis F, 1999. Anaemia during pregnancy in Burkina Faso, west Africa, 1995-96: prevalence and associated factors. DITRAME Study Group. *Bull World Health Organ 77:* 916-922.

24. Fleming AF, 1982. Iron deficiency in the tropics. *Clin Haematol 11:* 365-388.

25. Abdalla S, 1990. Hematopoiesis in human malaria. *Blood Cells 16:* 401-416.

26. Awandare GA, Kempaiah P, Ochiel DO, Piazza P, Keller CC, Perkins DJ, 2011. Mechanisms of erythropoiesis inhibition by malarial pigment and malaria-induced proinflammatory mediators in an in vitro model. *Am J Hematol 86:* 155-162.

27. Dreyfuss ML, Stoltzfus RJ, Shrestha JB, Pradhan EK, LeClerq SC, Khatry SK, Shrestha SR, Katz J, Albonico M, West KPJ, 2000. Hookworms, malaria and vitamin A deficiency contribute to anemia and iron deficiency among pregnant women in the plains of Nepal. *J Nutr 130:* 2527-2536.

28. Brooker S, Hotez PJ, Bundy DA, 2008. Hookworm-related anemia among pregnant women: a systematic review. *PLoS Negl Trop Dis 2:* e291.

29. World Health Organization, 2009. *Weekly Iron-Folic Acid Supplementation (WIFS) in Women of Reproductive Age: Its Role in Promoting Optimal Maternal and Child Health Position Statement.* Geneva: World Health Organization.

30. Bothwell TH, 2000. Iron requirements in pregnancy and strategies to meet them. *Am J Clin Nutr 72:* 257S-264S.

31. Xiong X, Buekens P, Fraser WD, Guo Z, 2003. Anemia during pregnancy in a Chinese population. *Int J Gynaecol Obstet 83:* 159-164.

32. Nils M, 2011. Anemia: still a major health problem in many parts of the world! *Ann Hematol 90:* 369-377.

33. Cook JD, Baynes RD, Skikne BS, 1992. Iron deficiency and the measurement of iron status. *Nutr Res Rev 5:* 198-202.

34. van den Broek NR, Letsky EA, White SA, Shenkin A, 1998. Iron status in pregnant women: which measurements are valid? *Br J Haematol 103:* 817-824.

35. Beaton GH, Corey PN, Steele C, 1989. Conceptual and methodological issues regarding the epidemiology of iron deficiency and their implications for studies of the functional consequences of iron deficiency. *Am J Clin Nutr 50 (3 Suppl):* 575-585; discussion 586-588.

36. Looker AC, Sempos CT, Liu KA, Johnson CL, Gunter EW, 1990. Within-person variance in biochemical indicators of iron status: effects on prevalence estimates. *Am J Clin Nutr 52:* 541-547.

37. Bothwell TH, Charlton RW, Cook JD, Finch CA, 1979. *Iron Metabolism in Man.* Oxford, UK: Blackwell Scientific Publications.

38. Ighodaro SO, 1993. Undernutrition in Nigeria: dimension, causes and remedies for alleviation in a changing socio-economic environment. *Nutr Health 9:* 1-14.

39. Sedjuna R, Agueh V, Fayomi B, Delisle H, 2009. Dietary patterns of urban adults in Benin: relationship with overall diet quality and socio-demographic characteristics. *Eur J Clin Nutr 63:* 222-228.

40. Means RJ, 1999. Advances in the anaemia of chronic disease. *Int J Hematol 70:* 7-12.

6. ARTICLE 2

6.1. Problématique de l'article 2

Nous avions précédemment montré que l'anémie maternelle était fréquente en début de grossesse, avant la mise en route des mesures préventives (TPI, antihelminthiques, suppléments en fer et en acide folique). Nous avions également montré qu'une grande partie de l'anémie de la femme enceinte était due aux déficits nutritionnels (essentiellement les déficits en fer et en acide folique) et aux infections parasitaires (paludisme, helminthiases intestinales), tous évitables par des méthodes préventives actuellement disponibles.

Les femmes incluses dans le suivi de l'enquête APEC ont démarré leur prévention lors de leur 1ère consultation prénatale (CPN). Cette prévention a été poursuivie tout au long la grossesse. Ces femmes ont, par ailleurs, été suivies jusqu'à l'accouchement et des informations sur l'évolution des principales causes d'anémie précédemment identifiées, ont été collectées.

Dans ce deuxième article, nous nous sommes proposé d'étudier l'impact des mesures préventives entreprises contre l'anémie au cours de la grossesse sur l'évolution de ces différentes causes. Ce deuxième article a été accepté sous modifications mineures par « *American Journal of Tropical Medicine and Hygiene*».

6.2. Résumé des résultats de l'article 2

Pour étudier l'impact des mesures préventives de l'anémie entreprises dès la 1ère CPN, nous avons analysé l'évolution des différents facteurs de risque d'anémie identifiés lors de l'inclusion des femmes (1ère CPN), à la 2ème CPN et à l'accouchement.

Evolution du taux d'hémoglobine au cours de la grossesse

Nous avons montré que le taux d'hémoglobine baisse progressivement à partir de la fin du 1er trimestre de grossesse, puis remonte au cours du 3ème trimestre de gestation, plus particulièrement dans sa seconde moitié à partir de la 36ème semaine d'aménorrhée. Les concentrations moyennes en hémoglobine lors de la 1ère et de la 2ème CPN, et à l'accouchement étaient significativement différentes (103,2 g / L, IC95%: [102,4-103,9] à la 1ère CPN, 105,1 g / L, IC95%: [104,4-105,8] à la 2ème CPN et 111,4 g / L, IC95%: [110,5-112,4] à l'accouchement). Globalement, la prévalence de l'anémie était élevée tout au long de la grossesse: 68,3% à la 1ère CPN, 64,7% à la 2ème CPN et 40,6% à l'accouchement.

Impact des mesures préventives sur les facteurs influençant le taux d'hémoglobine

La proportion de l'infection palustre a baissé entre la 1ère CPN (15,1%) et la 2ème CPN (4,0%), puis elle a augmenté de nouveau à l'accouchement (9,6%). La prévalence des infections helminthiques intestinales a baissé à chaque dosage de l'hémoglobine passant de 11,1% à la 1ère CPN à 2,4% à l'accouchement. Le déficit en fer est resté courant tout au long du suivi dans notre population, mais la prévalence de l'anémie par carence martiale a considérablement baissé entre la 1ère CPN et l'accouchement, passant de 23,4% à la 1ère CPN à 13,5% lors de l'accouchement.

A l'issue de l'analyse multivariée, le paludisme demeurait significativement associé à une faible concentration en hémoglobine à la 1ère CPN. De même, en dépit de la baisse de la prévalence des infections palustres à l'accouchement, le paludisme demeurait associé à un faible taux d'hémoglobine durant cette période de la grossesse. La proportion des helminthiases intestinales a progressivement baissé de 11,1% lors de la 1ère CPN à 2,4% à l'accouchement, et ces parasitoses n'étaient associés à la concentration d'hémoglobine ni à la 1ère CPN, ni à la 2ème CPN, ni à l'accouchement.

6.3. ARTICLE 2 - OUEDRAOGO et al. American Journal of Tropical Medicine and Hygiene

Am. J. Trop. Med. Hyg., 89(2), 2013, pp. 292–300
doi:10.4269/ajtmh.12.0149
Copyright © 2013 by The American Society of Tropical Medicine and Hygiene

Maternal Anemia in Pregnancy: Assessing the Effect of Routine Preventive Measures in a Malaria-Endemic Area

Smaïla Ouédraogo,* Ghislain K. Koura, Florence Bodeau-Livinec, Manfred M. K. Accrombessi,
Achille Massougbodji, and Michel Cot

Unité Mixte de Recherche 216, Mère et Enfant Face aux Infections Tropicales, Paris, France; Faculté des Sciences de la Santé, Cotonou, Benin;
Faculté de Pharmacie, Université Paris Descartes, Paris, France; Ecole des Hautes Etudes en Santé Publique, Rennes, France

Abstract. We investigated the effectiveness of routine preventive measures for anemia in Beninese pregnant women during pregnancy. Anemia (hemoglobin < 110 g/L) was common: 68.3% at first antenatal visit (ANV1), 64.7% at second antenatal visit (ANV2), and 40.6% at delivery. Parasitic infections and nutritional deficiencies were the most preventable causes. After intermittent preventive treatment (IPTp) and antihelminthic treatments, malaria prevalence decreased from 15.1% (ANV1) to 4.0% (ANV2) and increased again to 9.6% at delivery. Helminth infections dropped from 11.1% (ANV1) to 7.2% (ANV2) and 2.4% at delivery. Malaria was associated with lower mean hemoglobin on ANV1 and delivery, and iron deficiency was associated with lower mean hemoglobin on ANV1 and ANV2. IPTp and antihelminthic treatments were efficacious to clear parasitic infections and improve hematologic status, whereas the effectiveness of daily iron and folic acid supplements to correct iron and folate deficiencies and decrease anemia was less marked, possibly because of lack of compliance.

INTRODUCTION

Gestational anemia is common in developing countries, where it affects more than 57% of pregnancies[1,2] and adversely impacts the course of gestation and its outcomes.[3] In Benin, a previous study showed that over 60% of women experience anemia during gestation.[4] The causes of maternal anemia are complex, including infections (malaria and helminth infestations), nutrient deficiencies (iron, folic acid, and vitamin B12), and genetic factors (hemoglobinopathies).[5-7] In a preceding article, we had found that potentially preventable causes, such as micronutrient deficiencies and parasitic diseases, were the main factors associated with anemia in Beninese pregnant women in early pregnancy.[8]

Because of hemodilution and increasing needs of iron and other nutrients for both the mother and the fetus, hemoglobin (Hb) levels decrease progressively in pregnancy, whereas in the third trimester, hemoconcentration results in higher Hb levels.[9,10] To prevent the consequences of gestational anemia on mother's health and pregnancy outcomes, several measures have been recommended by the World Health Organization (WHO), including the administration of a daily iron and folic acid supplement in pregnant women[11] and the preventive treatment of malaria and intestinal helminths with sulfadoxine-pyrimethamine intermittent preventive treatment (SP-IPTp)[12] and mebendazole (or albendazole), all administered at antenatal visits (ANVs).[13]

Although widely implemented, the effectiveness of such preventive measures in sub-Saharan Africa still needs to be documented, because the information is incomplete and sometimes conflicting.[14,15] After our first study in Benin, which was conducted before the administration of any treatment or supplement, we followed a cohort of pregnant women included in a clinical trial of IPTp, aiming to assess the effectiveness of routine antimalarials, antihelminthic treatments, and hematinics on the main etiologies that we had found and

their global effectiveness on maternal anemia at different time points of gestation.

MATERIALS AND METHODS

Study design. We followed a cohort of 1,005 pregnant women participating in Malaria in Pregnancy Preventive Alternative Drugs (MiPPAD; http://clinicaltrials.gov/ct2/show/ NCT00811421), a randomized trial of IPTp with either SP or mefloquine (MQ), from early pregnancy until the time of delivery.

Study site and population. The study site and population have been described elsewhere.[8] Briefly, the study was conducted in the district of Allada, a semirural area located in southern Benin. Malaria is perennial, and *Plasmodium falciparum* is the most common species. There are two high transmission peaks: from April to July and from October to November. The MiPPAD study population was composed of human immunodeficiency virus (HIV) -negative pregnant women of less than or equal to 28 weeks gestational age who attended one of three study maternity clinics of the area for the first time between January of 2010 and May of 2011. The eligibility criteria included no intake of IPTp, iron, folic acid, vitamin B12, or antihelminthic treatment, which are part of the ANV package in Benin, since the beginning of the pregnancy. Two doses of IPTp (1,500/75 mg SP per dose or 15 mg/kg MQ per dose) were administered on ANVs. The second dose of IPTp was given at least 1 month apart from the administration of the first dose. On the day of inclusion, each woman received a long-lasting insecticide-treated net that was replaced in case of damage or loss during the follow-up. Women were also systematically given 600 mg albendazole to be taken at home (100 mg two times per day for 3 days) according to the guidelines of the Beninese Ministry of Health. In addition, supplements of oral ferrous sulfate (200 mg per day) and folic acid (5 mg per day) were given to the women for home treatment (Figure 1). Pregnant women found to have a Hb concentration below 110 g/L were treated according to the severity of anemia (i.e., 200 mg oral ferrous sulfate two times per day for mild or moderate anemia when Hb was between 70 and 110 g/L) and referred to the tertiary hospital of the district in case of severe anemia (Hb < 70 g/L). All the medications prescribed

*Address correspondence to Smaïla Ouédraogo, Unité Mixte de Recherche 216, Mère et Enfant Face aux Infections Tropicales/ Faculté des Sciences de la Santé, 4, avenue de l'Observatoire, 75270 Paris, France. E-mail: smaila11@yahoo.fr

292

77

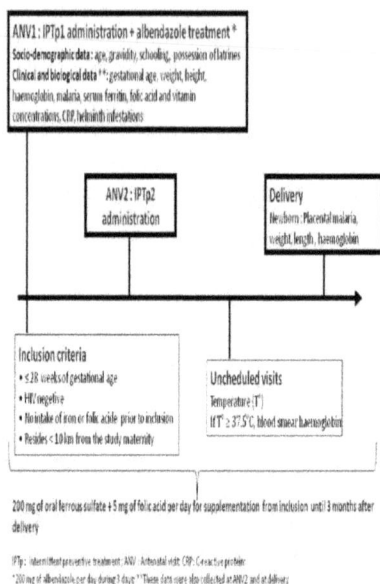

ANV1 : IPTp1 administration + albendazole treatment *
Socio-demographic data: age, gravidity, schooling, possession of latrines
Clinical and biological data ** : gestational age, weight, height,
haemoglobin, malaria, serum ferritin, folic acid and vitamin
concentrations, CRP, helminth infestations

ANV2 : IPTp2
administration

Delivery
Newborn: Placental malaria,
weight, length, haemoglobin

Inclusion criteria
• ≤ 28 weeks of gestational age
• HIV negative
• No intake of iron or folic acid prior to inclusion
• Resides < 10 km from the study maternity

Unscheduled visits
Temperature (T)
If T ≥ 37.5°C, blood smear, haemoglobin

200 mg of oral ferrous sulfate + 5 mg of folic acid per day for supplementation from inclusion until 3 months after delivery

IPTp: intermittent preventive treatment; ANV : Antenatal visit; CRP: C-reactive protein;
* 200 mg of albendazole per day during 3 days ** These data were also collected at ANV2 and at delivery;

FIGURE 1. Study procedures.

to the women during their participation in the study were free of charge.

Study procedures. *Sociodemographic data collection.* At enrolment (ANV1), all pregnant women who attended any of the maternity clinics for ANV were approached to participate in the study. They were screened for inclusion and exclusion criteria, and sociodemographic data, such as age, parity, area of residence, marital status, level of education, occupation, and socioeconomic characteristics (sanitation in the house, personal means of transportation, possession of fridge or television, and connection to electricity), were recorded. ANV1 was also the occasion to administer antiparasitic treatments and nutritional supplements to the women.

Clinical data collection. At ANV1, the woman was examined, and parity, gestational age, middle upper arm circumference, weight, and height were recorded. Medical history, including history of previous pregnancies, history of any known disease (such as high blood pressure, diabetes, or asthma), and information on previous children (birth weight, gestational age at delivery, and notion of anemia during previous pregnancy), was also recorded.

At the time of ANV2, at delivery, and during the unscheduled visits, gestational age, middle upper arm circumference,

weight, and height were measured again. The second intake of IPTp was also given on ANV2. Weights were measured to the nearest 0.1 kg using an electronic scale (SECA France, Semur-en Auxois, France), and heights were measured to the nearest 0.1 cm with a SECA bodymeter device (SECA France).

Blood and stool samples collection. At ANV1, ANV2, and delivery, 8 mL venous blood were collected from each participant; 4 mL were dispensed into a dipotassium (ethylenedinitrilo)tetraacetic acid (EDTA) tube, and 4 mL were dispersed into a dry iron-free tube. A container was also given to the woman to collect stools in search of intestinal helminths. These containers were collected the next day by the study nurses within the first 6 hours after emission.

At delivery, a placental blood smear was performed to look for placental malaria (Figure 1).

Laboratory tests. The study sample examination techniques have been described elsewhere.[6] Hb rate was measured with a Hemo_Control photometer (EKF Diagnostics, Magdeburg, Germany) on 10 μL blood.

Hb genotypes were determined by alkaline electrophoresis on cellulose acetate (Helena Laboratories, Mount Waverley, Victoria, Australia) on 50 μL blood.

Serum ferritin and vitamin B12 concentrations were measured using a microparticle enzyme immunoassay (MEIA) method. A fluorescence polarization immunoassay (FPIA) technique was used to determine folic acid concentrations with an AxSym Immuno-Assay Analyzer (Abbott Diagnostics, Frankfurt, Germany). C-reactive protein (CRP) concentrations were determined with a rapid slide test (Cypress Diagnostics, Langdorp, Belgium).

HIV detection is part of the first ANV package in Benin. Determine Kit HIV 1 and 2 package insert (Alere Orgenics, Paris, France) and SD Bioline Kit HIV 1 and 2 3.0 package insert (Umhlanga, Kwazulu Natal, South Africa) rapid tests were used to detect HIV infections with a serial testing algorithm.

Lambaréné technique was used to assess malarial infection. It consists of spreading 10 μL blood on a slide's rectangular area of 1.8 cm² (1.8 × 1 cm). The slide is stained with Giemsa and read at 100× oil immersion. To assess parasite density, a multiplication factor is applied to the average parasitemia per field to get a number of parasites per microliter. Lambaréné method detection threshold has been estimated to 5 parasites/μL.

Infestations by helminths were assessed using the Kato-Katz concentration method (Vestergaard Frandsen, New Delhi, India).

Definitions. *Anemia.* Anemia was defined as Hb below 110 g/L. Severe, moderate, and mild anemia were defined as Hb concentrations less than 80 g/L, between 80 and 99 g/L, and between 100 and 109 g/L, respectively.

Iron deficiency and iron deficiency anemia. Iron deficiency (ID) was defined as serum ferritin < 12 μg/L or serum ferritin between 12 and 70 μg/L in the context of inflammation defined as a positive CRP (i.e., CRP concentration > 5 mg/mL). Iron deficiency anemia (IDA) was defined as Hb < 110 g/L with ID.

Folic acid and vitamin B12 deficiencies. Folic acid deficiency was defined as a serum concentration below 6 ng/mL. Vitamin B12 deficiency was defined as a serum concentration below 150 pg/mL.

Helminth infestations. Intestinal helminth infestations were diagnosed by the presence of intestinal helminth eggs in the stool sample. Eggs were counted as number of eggs per 1 g stool.

Statistical analysis. Data were entered and analyzed with ACCESS 2003 and STATA 11.0 Softwares for Windows (Stata Corp, College Station, TX). We first described the baseline and general characteristics of the women at each IPTp administration and delivery. The variations of Hb between ANV1, ANV2, and delivery were assessed by a Kruskal-Wallis test. We compared the variation of the proportions between ANV1 and ANV2 or between ANV1 and delivery with a McNemar test.

The effectiveness of preventive measures was assessed at ANV2 and delivery by studying the variations of the risk factors found at ANV1 before any prevention. At each time point (ANV1, ANV2, and delivery), we estimated the association of the risk factors with the Hb concentration. Means were compared with Student or Mann-Whitney non-parametric tests as appropriate. All variables with P values less than 0.2 were then included in a multilinear regression. The impact of preventive measures on the risk of maternal anemia was appreciated by using a univariate logistic regression. Thereafter, all variables with P values below 0.2 were included in a multivariate logistic regression for each ANV.

The previous analyses investigated the association between different risk factors and Hb concentrations on each visit and at the time of delivery, but they did not take

into account the evolution of Hb with time throughout pregnancy. Assuming that successive Hb measurements in the same individual are correlated and dependent on gestational age, the data presented a hierarchical two-level structure, where Hb measurements (level 1) were clustered within women (level 2). We then analyzed our data using a linear mixed model with a random intercept and a random slope, which is specified in the equation

$$\text{Hemoglobin}_{(ij)} = \beta 0 + \sum_{q=1}^{m} \beta q X q j + \mu 0 j + \mu 1 j \text{Gestational age}_{(ij)} + \epsilon_{(ij)}$$

Hemoglobin $_{(ij)}$ is the ith Hb measurement of woman j. $\beta 0$ is the intercept. $X q j$ is the q explicative variables of woman j with their associated coefficients βq. $\mu 0 j$ is the random intercept corresponding to the woman-to-woman variation in Hb level $[\mu 0 j \sim N (0, \pi \mu 0 j)]$. $\mu 1 j$ is the random slope corresponding to the variation in Hb level throughout time (gestational age in weeks), and $\epsilon_{(ij)}$ is the residual variation $[\epsilon_{(ij)} \sim N (0, \sigma^2)]$. We assumed that random effects $[\mu 0 j$ and $\epsilon_{(ij)}]$ were independent. Fixed effects parameters were estimated using the maximum likelihood method, and variance components were estimated using the restricted maximum likelihood method. All variables with $P < 0.20$ in the univariate analyses were included in the model. Statistical significance was set at $P < 0.05$.

Ethical considerations. This study was approved by the Ethics Committee of the Faculty of Medicine of Cotonou, Benin. Before each inclusion, the study was explained in the local language to the participant, and her voluntary consent was obtained. In the case that the woman could not read, an impartial witness was involved in the process. In addition to the assent of minors, consent was obtained from the parents or legal guardians. Women were free to interrupt their participation at any time in the study.

RESULTS

Study profile and description of the study population. From January of 2010 to May of 2011, 1,623 pregnant women were screened for inclusion in the study; 618 women were not included, either because they refused (108 women) or did not fulfill the inclusion and exclusion criteria (510 women). Three women were excluded because they had been inappropriately enrolled (HIV infection [1 woman], uterus fibroma [1 woman], and gestational age over 28 weeks [1 woman]). Among the 1,005 remaining women, 978 were followed up until the second IPTp intake (ANV2), and 941 were followed until delivery. The proportions lost to follow-up were 0.7% (7 of 1,005) and 0.4% (4 of 978) between the first IPTp administration (ANV1) and ANV2 and between ANV2 and delivery, respectively (Figure 2). Hb was assessed in 100% (1,005 of 1,005) and 99.7% (944 of 947) of women at the time of ANV1 and ANV2. It was assessed in 91.2% (865 of 941) of women at delivery.

Variation of maternal Hb over time. The mean gestational ages at the first, second, and third Hb assessments were 22.1, 28.9, and 39.3 weeks gestation, respectively. The mean duration between Hb assessments was 44.0 days between ANV1 and ANV2 and 84.5 days between ANV2 and delivery. Overall, the proportions of women with Hb < 80 g/L and Hb < 110 g/L were 3.4% and 66.3% at ANV1, 1.7% and 64.7% at ANV2, and 2.3% and 40.6% at delivery, respectively. The mean concentrations of Hb at ANV1 and ANV2 and at delivery

1623 pregnant women screened (MiPPAD trial)

615 women not included:
- 108 refusals
- 262 gestational age >28 weeks
- 14 HIV positive
- 195 non resident in the study area
- 34 allergy to MQ or SP
- 2 Halofantrin intakes

1008 pregnant women included

3 excluded (protocol violation):
- 1 HIV positive
- 1 fibroma
- 1 gestational age >28 weeks

1005 pregnant women for follow-up (ANV1)

Between ANV1 and ANV2:
- 16 refusals
- 7 lost to follow-up
- 4 migrations

978 Women at IPTp intake

Between ANV2 and delivery:
- 17 refusals
- 4 lost to follow-up
- 16 migrations

941 at delivery

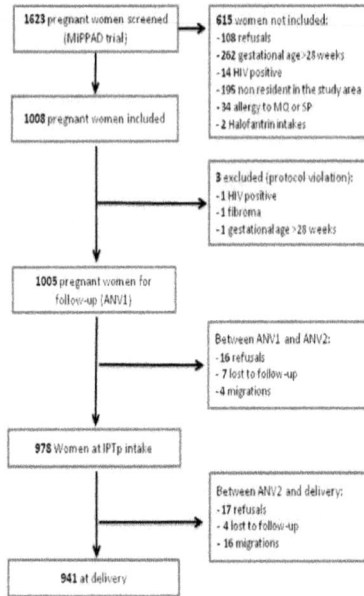

FIGURE 2. Study profile.

differed significantly (103.2 g/L, 95% confidence interval [CI] = [102.4–103.9]; 105.1 g/L, 95% CI = [104.4–105.8]; and 111.4 g/L, 95% CI = [110.5–112.4], respectively; Kruskal–Wallis test; $P = 0.0001$) (Table 1).

Figure 3 shows the mean Hb variations during pregnancy according to gestational age: they decreased progressively at the end of the first trimester and then increased in the second one-half of the third trimester after 36 weeks of gestation.

Factors influencing Hb concentration during pregnancy. In univariate analysis, malaria, helminth infestations, iron, folic acid, and vitamin B12 deficiencies, inflammation, low body mass index (BMI), rainy season, age below 20 years, gestational age more than 16 weeks, primigravidity, and absence of latrines and electricity in the houses were associated with maternal Hb concentration at ANV1 with $P < 0.2$. On ANV2, malaria, iron and folic acid deficiencies, inflammation, low BMI, duration between ANV1 and ANV2, and rainy season remained associated with maternal Hb concentration with $P < 0.2$. At delivery, in addition to malaria, iron and folic acid deficiencies, inflammation, and primigravidity, duration between IPTp2 and delivery, number of ANVs, malaria episodes, and placental malaria were also associated with Hb concentration

with $P < 0.2$. The proportion of ID did not change between ANV1 and ANV2 (McNemar test; $P = 0.1$) or ANV1 and delivery (McNemar test; $P = 0.4$). All these variables are included in the multivariate linear models.

In multivariate analyses, the association of mean Hb at ANV1, ANV2, and delivery with identified risk factors is shown in Table 2. The presence of malaria infection was associated with a lower mean Hb at ANV1 and delivery. However, the prevalence of malaria differed between ANV1 and ANV2 (McNemar test; $P < 0.0001$) and between ANV1 and delivery (McNemar test; $P = 0.0001$). It decreased from 15.1% (at ANV1) to 4.0% (at ANV2). All these variables are included in the multivariate linear models. Intestinal helminths were not associated with Hb concentrations at ANV1, ANV2, or delivery. The proportions of women infested by these parasites decreased at each blood assessment: 11.1% at IPTp1, 7.2% at IPTp2, and 2.4% at delivery.

On each visit (ANV1, ANV2, and delivery), mean Hb was lower in women with folic acid deficiencies compared with non-deficient women. ID and a low BMI before the beginning of pregnancy were associated with a lower mean Hb at ANV1 and ANV2 but not at delivery. Rainy season, primigravidity,

TABLE 1

General characteristics of pregnant women in Allada at the time of intermittent preventive treatment administrations (ANV1 and ANV2) and delivery

Characteristic	ANV1[*]	ANV2[*]	Delivery
Body mass index (kg/m²)			
Mean	22.6 (22.4–22.8)	23.6 (23.3–23.8)	24.7 (24.4–24.9)
Middle upper arm circumference (cm)			
Mean	25.6 (25.4–25.7)	26.0 (25.8–26.2)	26.6 (26.4–26.8)
Gestational age (weeks)			
Mean	22.1 (21.8–22.3)	28.9 (28.6–29.1)	39.3 (39.1–39.5)
Duration between Hb assessments (days)			
Mean	Not applicable	44.8 (44.0–45.6)	84.5 (82.4–86.6)
Gravidity (%)			
1	18.9	19.0	18.8
≥2	81.1	81.0	81.2
Hb (g/L)			
Mean	103.2 (102.4–103.9)	105.1 (104.4–105.8)	111.4 (110.5–112.4)
<80	3.4	1.7	2.3
80–99	32.3	26.1	14.5
100–109	32.6	36.9	23.8
≥110	31.7	35.3	59.4
Serum ferritin† (μg/L)			
Mean	24.9 (23.7–26.3)	18.2 (17.4–19.1)	36.8 (34.5–39.2)
ID (%)			
No	66.7	63.7	69.3
Yes	33.3	36.3	30.7
IDA (%)			
No	75.7	73.5	86.5
Yes	24.3	26.5	13.5
Serum folic acid† (ng/L)			
Mean	8.2 (7.9–8.4)	9.4 (9.1–9.7)	7.7 (7.3–8.1)
Folic acid deficiency (%)			
No	68.7	83.1	61.3
Yes	31.3	16.9	38.7
Serum vitamin B12 (pg/L)			
Mean	359.3 (348.9–369.9)	335.1 (325.5–344.9)	295.9 (285.9–306.3)
Vitamin B12 deficiency (%)			
No	96.4	96.5	92.8
Yes	3.6	3.5	7.2
Malaria (%)			
No	84.9	96	90.4
Yes	15.1	4.0	9.6
Placental malaria (%)			
No	–	–	90.8
Yes	–	–	9.2
Helminths (%)			
No	88.8	92.8	97.6
Yes	11.1	7.2	2.4
Inflammation (%)			
No	79.5	87.7	65.7
Yes	20.5	12.3	34.3

[*] First and second doses of IPTp administrations.
† Geometric means; 95% CI values are in parentheses.

and gestational age over 16 weeks remained associated to a lower level of Hb at ANV1, even after adjustment.

The multilevel linear regression (Table 3) confirmed that malaria, malnutrition, and iron and folic acid deficiencies were significantly associated with a lower Hb level from inclusion until delivery ($P < 0.001$, $P = 0.002$, $P < 0.001$, and $P < 0.007$, respectively).

The intraclass coefficient of variation of Hb was estimated at 0.42. Thus, 58% of the total variance could be explained by the model.

Risk factors for maternal anemia. When maternal Hb status was considered as a categorical variable (anemia or no anemia), a multivariate logistic regression showed that most of the factors kept in the multilinear regression (malaria and helminth infestations, iron, folic acid, and vitamin B12 deficiencies, low BMI, rainy season, gestational age over 16 weeks,

and primigravidity) were associated with anemia at ANV1. Iron and folic acid deficiencies were associated with maternal anemia at ANV2, whereas only malaria and folic acid deficiency increased the risk for maternal anemia at delivery (Table 4).

We did not find any association between the number of ANVs, malaria episodes, Hb genotypes, and maternal Hb status in this population.

DISCUSSION

In Benin, pregnant women are given IPTp for the prevention of malaria under the supervision of health staff as well as antihelminthics and nutritional supplements to be taken home. We showed a significant reduction in the parasitic causes of anemia from the ANV1 until delivery, whereas the

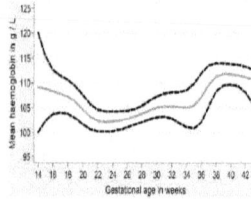

FIGURE 3. Mean Hb variation according to gestational age.

TABLE 3
Factors influencing maternal Hb level (g/L) during pregnancy (multilevel linear regression)

Variables	Estimates	95% CI	P value
Malaria (reference = no)	−5.3	(−6.6, −3.9)	$< 10^{-3}$
Malnutrition (reference = no)	−2.0	(−3.2, −0.7)	0.002
Iron deficiency (reference = no)	−1.9	(−2.8, −0.9)	$< 10^{-3}$
Folic acid deficiency (reference = no)	−1.2	(−2.2, −0.3)	0.007
Gestational age (weeks)	0.4	(0.3, 0.4)	$< 10^{-3}$

Estimated by maximum likelihood

effect of preventive measures was less pronounced (when not unchanged) on micronutrient deficiencies.

According to previous findings in industrialized[9,16,17] and developing countries,[4,10] we observed that the mean Hb decreased from late second trimester to early third trimester, whereas it increased at the end of the third trimester of pregnancy. These variations are partly because of the profound hemodynamic changes associated with pregnancy per se.[18,19] It is known that, during the second and early third trimesters, there is an expansion of plasma volume.[18] Conversely, at the end of pregnancy, an increase of red blood cells mass is observed.[19] All these changes aim to compensate for the increased demand in nutrients and oxygen for both the mother and the fetus. In developing countries, additional causes, such as parasitic infestations and nutrient deficiencies, act as aggravating factors to maternal anemia.[7]

Because malaria and intestinal helminths are known to be associated with anemia,[20,21] efforts to prevent anemia in pregnancy in sub-Saharan Africa include the administration of IPTp and antihelminthic treatments on ANVs.[1,2,22]

In this study, we observed a decrease in the prevalence of malaria after IPTp, particularly after the first dose of SP or MQ. In a previous study, we had shown that 15% of anemia was attributable to malaria in this population.[6] At the time of the administration of the second dose of IPTp, malaria was not associated with anemia. Our findings confirm the beneficial effects of IPTp in pregnant women in terms of reduction of the prevalence of malaria as well as maternal anemia, which have been shown in other studies.[23–25] At delivery, however, there was a slight increase in malaria prevalence, although not reaching the level observed in first ANVs. The shorter duration of time intervals between ANV1 and ANV2, compared with ANV2 and delivery, suggests rein-

fection of the women after the levels of antimalarials have dropped below subtherapeutic concentrations. Similar findings had been made in a cohort study of pregnant women receiving SP-IPTp in a neighboring area in Benin, which established an increased risk for maternal anemia at delivery in women infected by malaria parasites after 6 months of gestation.[27] An alternative explanation to the increase of malaria infection at delivery might be the resistance of malaria parasites to SP (but not MQ), because high SP resistance has been shown in children of the study area (more than 80%).[28] However, this hypothesis was not supported by the results of the investigations made on pregnant women in a nearby area, showing that there was no variation in the prevalence of triple and quadruple mutants of P. falciparum strains implicated in SP resistance from the beginning to the end of pregnancy.[29]

The prevalence of intestinal helminth infestations dropped at ANV2 and delivery after the antihelminthic administrations. Assuming that the women adhered to the treatments (or at least the first dose), the long lifecycle of intestinal worms explains that, contrary to malaria, no reinfestation could result before the end of pregnancy. Accordingly, the association between helminths and anemia disappeared after the first treatments (ANV2 and delivery visits).

In this study, iron and folic acid deficiencies remained high throughout pregnancy, although women were provided with iron and folate supplements at ANV1 to cover the entire duration of pregnancy. However, IDA was less prevalent at delivery than at ANV1 and ANV2, dropping from 24% at ANV1 to 13% at the end of pregnancy. Because ferritin is an acute-phase protein, its value has been interpreted according to the concentration of CRP to avoid misclassification of ID in the presence of inflammation, which occurred in more than one-third of the women at delivery. Therefore, we cannot preclude that the concurrent measurement of the two indicators has led to an underestimation of the actual prevalence of ID at delivery.

TABLE 2
Factors associated with maternal Hb concentrations at different times of gestation (multivariate linear regression)

Factors	ANV1 (N = 1,005)			ANV2 (N = 944)			Delivery (N = 837)		
	Coefficient	95% CI	P	Coefficient	95% CI	P	Coefficient	95% CI	P
Malaria	−4.8	(−6.8, −2.7)	< 0.001	NS	NS	NS	−4.4	(−7.7, −1.1)	0.008
Iron deficiency	−2.6	(−4.2, −1.1)	0.001	−3.1	(−4.5, −1.6)	< 0.001	NS	NS	NS
Folate deficiency	−2.6	(−4.2, −1.0)	0.001	−3.6	(−5.4, −1.8)	< 0.001	−2.9	(−4.9, −0.9)	0.004
Low BMI at inclusion	−2.8	(−4.3, −1.4)	< 0.001	−1.7	(−3.1, −0.4)	0.012	NA	NA	NA
Rainy season	−2.5	(−3.9, −1.0)	0.001	NS	NS	NS	NA	NA	NA
Gestational age (weeks)	−0.5	(−0.7, −0.4)	< 0.001	NA	NA	NA	NA	NA	NA
Primigravidity	−4.3	(−6.2, −2.4)	< 0.001	NA	NA	NA	NS	NS	< 0.001
Constant	120.3	(116.2, 124.3)	< 0.001	107.6	(106.5, 108.7)	< 0.001	113.3	(112.0, 114.5)	< 0.001

NA = not applicable; NS = no significant association.

TABLE 4
Risk factors for maternal anemia at different times of gestation (multivariate logistic regression)

Factors	ANV1 (N = 889)			ANV2 (N = 944)			Delivery (N = 904)		
	OR	95% CI	P	OR	95% CI	P	OR	95% CI	P
Malaria									
No	1			NS			1		
Yes	2.2	(1.4–3.5)	< 0.001	NS	NS	NS	1.7	(1.1–2.8)	0.017
Gestational age (weeks)									
< 16	1			NS			NA		
≥ 16	1.7	(1.1–2.8)	0.025	NS	NS	NS	NA	NA	NA
Season of visit									
Dry	1			NS			NS		
Rainy	1.6	(1.2–2.1)	0.002	NS	NS	NS	NS	NS	NS
BMI (kg/m²)									
≥ 20	1			NS			NA		
< 20	1.6	(1.2–2.2)	0.001	NS	NS	NS	NA	NA	NA
Iron deficiency									
No	1			1			1		
Yes	1.4	(1.1–1.9)	0.029	1.7	(1.3–2.3)	< 0.001	1.3	(1.0–1.8)	0.09
Folic acid deficiency									
No	1			1			1		
Yes	1.4	(1.0–1.9)	0.045	1.5	(1.0–2.2)	0.046	1.3	(1.0–1.8)	0.045
Vitamin B12 deficiency									
No	1			NA			NA		
Yes	2.4	(1.0–6.2)	0.049	NA	NA	NA	NA	NA	NA
Helminth infestations									
No	1			NA			NA		
Yes	1.7	(1.0–2.7)	0.037	NA	NA	NA	NA	NA	NA

NA = not applicable, because the variable was not included in the multivariate analysis; NS = no significant association.

However, restricted analyses to women with low ferritin concentrations and normal CRP levels show a high prevalence of IDA at ANV1 and ANV2 (76%) followed by a decrease at delivery (61%; data not shown), which seems to contradict this hypothesis. Overall, the high prevalence of inflammations at the end of pregnancy, despite the reduction of malaria and helminth infections, deserves additional investigation.

In developing countries, where diets are poor in iron but often rich in inhibitors of iron absorption, the issue of iron supplementation in pregnant women arises differently compared with in industrialized countries. In tropical areas, many women start pregnancy with a lower store of iron[3] and undergo higher risks of anemia because of the increase in iron needs during gestation. As pregnancy progresses, it is known that iron requirements for fetal growth rise in proportion to the weight of the fetus, with most of the iron accumulating in the fetus during the third trimester.[31] A possible explanation for the persistence of iron and folic acid deficiencies despite supplementation is the inability to compensate the iron mobilization for the development of the fetus and restore the mother's stores because of an insufficient intake of supplements. However, it has been shown that iron side effects are dose-dependant,[32] and an increase in the administered dose could result in a lower compliance to supplementation. Additionally, several placebo-controlled trials in pregnant women in industrialized[33,34] and developing countries[35,36] using 200 mg oral ferrous sulfate daily (60 mg elemental iron; corresponding to WHO recommendations) or less have shown that iron supplementations could reduce maternal anemia markedly and improve pregnancy outcomes, indicating that the lack of efficiency of micronutrient supplementation in our study is not a matter of dosage.

The question of the start date of supplementation may also be considered. In our study, the first iron and folic acid supplements were provided relatively late to the women, because

it was given, on average, at 22.1 weeks gestation. This delay probably hampers the correction of an iron deficiency that exists in most cases before the beginning of pregnancy.

Unlike in randomized placebo-controlled trials, the current iron and folic acid supplementation is not supervised. Women are provided with the amount of iron to cover the entire duration of the gestation and are encouraged to take the treatment daily at home. The work by Bonnar and others[37] in 1969 showed, in a trial assessing the compliance of pregnant women with iron supplementation, that more than 30% of participants were not taking their treatment adequately, and consequently, the proportion of anemia at term was higher in women who were not compliant with iron supplementation than their counterparts. Similarly, the work by Habib and others[38] in 2009 showed that almost 50% of pregnant women discontinued use of iron supplements in Saudi Arabia. Moreover, Hb concentration increased significantly among compliant women (by 3 g/L), whereas it decreased in non-compliant women (by 1.4 g/L).[38] Similar proportions of non-compliance were reported in a trial studying the factors influencing compliance among Senegalese pregnant women. The main reasons for low compliance were the experience of side effects, the misunderstanding of the treatment duration, and oversight.[39] Contrary to IPTp, in which the directly observed therapy (DOT) scheme is implemented, there is no supervision of the intake of supplements by the health staff, and we think that poor compliance, combined with the late administration of micronutrients, is the main reason for the lack of effectiveness of these preventive measures in our study. As we previously mentioned in this article, our study was nested into a multicenter clinical trial (MiPPAD). It did not allow us to monitor the compliance of the women to routine oral iron and folic acid supplementation or antihelminthic treatment to avoid biases in the follow-up of our population compared with the other MiPPAD sites.

An efficient strategy to increase the beneficial effects of iron supplementation should have the advantage of improving women's compliance to iron prophylaxis by decreasing the incidence of its side effects.[32] A Cochrane review on the efficacy of a weekly intermittent preventive treatment with iron compared with daily iron administration concluded that weekly iron supplementation was as effective as daily supplementation in preventing low Hb concentrations, which are associated with negative consequences on maternal health and pregnancy outcomes.[40]

Absorption of iron has been described as a function of dose and stage of pregnancy. As suggested in the work by Beaton,[16] at any stage of pregnancy, low supplement doses correspond to a better efficiency of iron absorption compared with higher doses, even if the absolute amount of iron absorbed is more important. Therefore, early administrations of lower doses of iron could be an optimal solution to increase the beneficial effects of iron supplementation. This strategy has the advantage to improve the compliance of women with iron supplementation by decreasing the incidence of iron side effects.[33] Its implementation in tropical Africa, where pregnancies are not scheduled in most cases, requires a huge effort of sensitization for earlier ANVs.

CONCLUSION

Anemia is a great public health issue in Beninese pregnant women, where almost 50% of women are anemic throughout gestation. For the first time, we were able to follow a cohort of pregnant women from the first ANV to delivery and study the evolution of their Hb status throughout pregnancy before and after the implementation of preventive measures. *P. falciparum*, helminth infestations, and nutrient deficiencies seemed to be the main preventable causes of anemia. IPTp and antihelminthic treatment efficaciously protected the women from parasitic infections. However, the effectiveness of daily iron and folic acid supplements to prevent iron and folic acid deficiencies as well as maternal anemia was less perceptible in this population, and a lower compliance to this strategy seems to be the most likely explanation. Therefore, additional works comparing weekly intermittent oral iron supplements with daily supplementation starting early in pregnancy or pre-gestationally and containing lower doses than the recommended 60 mg in sub-Saharan Africa should be considered.

Received March 27, 2012. Accepted for publication July 29, 2012.

Published online January 7, 2013.

Acknowledgments: The authors thank the women who participated in this study. We also thank the study nurses, laboratory technicians, field worker, driver, Dr. Didier Tonakpon Agbozegnite, the midwives of the district of Allada, and their assistants for their help in conducting this study.

Financial support: The study was supported by the Malaria in Pregnancy (MiP) Consortium, which is funded through a grant from the Bill and Melinda Gates Foundation to the Liverpool School of Tropical Medicine. The Malaria in Pregnancy Preventive Alternative Drug (MiPPAD) trial is cofunded by the European and Developing Countries Clinical Trials Partnership (EDCTP-IP.07.31080.002). We also thank the MiPPAD executive committee and MiPe reviewers for valuable input in this work. S.O. was supported by an Institut de Recherche pour le Développement (IRD) grant while writing this paper.

Authors' addresses: Smaïla Ouédraogo, Unité Mixte de Recherche, Mère et Enfant Face aux Infections Tropicales/Faculté des Sciences de la Santé, Paris, France, E-mail: smailal1@yahoo.fr. Ghislain K. Koura and Michel Cot, Unité Mixte de Recherche, Mère et Enfant Face aux Infections Tropicales, Paris, France, and Faculté de Pharmacie, Université Paris Descartes, Paris, France, E-mails: kourakobbig@hislain@ yahoo.fr and michel.cot@ird.fr. Florence Bodeau-Livinec, Ecole des Hautes Etudes en Santé Publique, Rennes, France, E-mail: Florence .Bodeau-Livinec@ehesp.fr. Manfred M. K. Accrombessi and Achille Massougbodji, Faculté des Sciences de la Santé, Cotonou, Benin, E-mails: accrombessimanfred@yahoo.fr and massougbodjiachille@yahoo.fr.

REFERENCES

1. WHO. 2001. *Iron Deficiency Anaemia Assessment, Prevention, and Control: A Guide for Programme Managers*. Geneva, Switzerland: WHO.
2. McLean E, Cogswell M, Egli I, Wojdyla D, de Benoist B. 2009. Worldwide prevalence of anaemia, WHO Vitamin and Mineral Nutrition Information System, 1993–2005. *Public Health Nutr 12*: 444–454.
3. Stoltzfus RJ. 2003. Iron deficiency: global prevalence and consequences. *Food Nutr Bull 24*: S99–S103.
4. Bodeau-Livinec F, Briand V, Berger J, Xiong X, Massougbodji A, Day KP, Cot M. 2011. Maternal anemia in benin: prevalence, risk factors, and association with low birth weight. *Am J Trop Med Hyg 85*: 414–420.
5. van den Broeck N. 1998. Anaemia in pregnancy in developing countries. *Br J Obstet Gynaecol 105*: 385–390.
6. Tolentino K, Friedman JF. 2007. An update on anemia in less developed countries. *Am J Trop Med Hyg 77*: 44–51.
7. Balarajan Y, Ramakrishnan U, Ozaltin E, Shankar AH, Subramanian SV. 2011. Anaemia in low-income and middle-income countries. *Lancet 378*: 2123–2135.
8. Ouédraogo S, Koura GK, Accrombessi MMK, Bodeau-Livinec F, Massougbodji A, Cot M. 2012. Maternal anaemia at first antenatal visit: prevalence and risk factors in a West African malaria endemic area. *Am J Trop Med Hyg*, in press.
9. Stephansson O, Dickman PW, Johansson A, Cnattingius S. 2000. Maternal hemoglobin concentration during pregnancy and risk of stillbirth. *JAMA 284*: 2611–2617.
10. Xiong X, Buekens P, Fraser WD, Guo Z. 2003. Anemia during pregnancy in a Chinese population. *Int J Gynaecol Obstet 83*: 159–164.
11. De Maeyer EM. 1989. *Preventing and Controlling Iron Deficiency Through Primary Care*. Geneva, Switzerland: WHO.
12. WHO. 2000. *WHO Expert Committee on Malaria. Twentieth Report*. Geneva, Switzerland: WHO.
13. WHO. 2009. *Weekly Iron-Folic Acid Supplementations (WIFS) in Women of Reproductive Age: Its Role in Promoting Optimal Maternal and Child Health Position Statement*. Geneva, Switzerland: WHO.
14. Ndibazza J, Muhangi L, Akishule D, Kiggundu M, Ameke C, Oweka J, Kizindo R, Duong T, Kleinschmidt I, Muwanga M, Elliott AM. 2010. Effects of deworming during pregnancy on maternal and perinatal outcomes in Entebbe, Uganda: a randomized controlled trial. *Clin Infect Dis 50*: 531–540.
15. Kabyemela ER, Fried M, Kurtis JD, Mutabingwa TK, Duffy PE. 2008. Decreased susceptibility to *Plasmodium falciparum* infection in pregnant women with iron deficiency. *J Infect Dis 198*: 163–166.
16. Beaton GH. 2000. Iron needs during pregnancy: do we need to rethink our targets? *Am J Clin Nutr 72*: 265S–271S.
17. Milman N. 2008. Prepartum anaemia: prevention and treatment. *Ann Hematol 949*: 959.
18. Chesley LC. 1972. Plasma and red cell volumes during pregnancy. *Am J Obstet Gynecol 112*: 440–450.
19. Hytten F. 1985. Blood volume changes in normal pregnancy. *Clin Haematol 14*: 601–612.
20. Menendez C, Fleming AF, Alonso PL. 2000. Malaria-related anaemia. *Parasitol Today 16*: 469–476.
21. Jennifer LS, Simon B. 2010. Impact of hookworm infection and deworming on anaemia in non-pregnant populations; a systematic review. *Trop Med Int Health 15*: 776–795.
22. Stoltzfus RJ, Dreyfuss ML. 1998. *Guidelines for the Use of Iron Supplements to Prevent and Treat Iron Deficiency Anemia*. Washington, DC: International Life Sciences Institute Press.

23. Menendez C, Bardaji A, Sigauque B, Romagosa C, Sanz S, Serra-Casas E, Macete E, Berenguera A, David C, Dobano C, Naniche D, Mayor A, Ordi J, Mandomando I, Aponte JJ, Mabunda S, Alonso PL, 2008. A randomized placebo-controlled trial of intermittent preventive treatment in pregnant women in the context of insecticide treated nets delivered through the antenatal clinic. *PLoS One 3:* e1934.

24. Kayentao K, Kodio M, Newman RD, Maiga H, Doumtabe D, Ongoiba A, Coulibaly D, Keita AS, Maiga B, Mungai M, Parise ME, Doumbo O, 2005. Comparison of intermittent preventive treatment with chemoprophylaxis for the prevention of malaria during pregnancy in Mali. *J Infect Dis 191:* 109–116.

25. Tukur IU, Thacher TD, Sagay AS, Madaki JK, 2007. A comparison of sulfadoxine pyrimethamine with chloroquine and pyrimethamine for prevention of malaria in pregnant Nigerian women. *Am J Trop Med Hyg 76:* 1019–1023.

26. ter Kuile FO, van Eijk AM, Filler SJ, 2007. Effect of sulfadoxine-pyrimethamine resistance on the efficacy of intermittent preventive therapy for malaria control during pregnancy: a systematic review. *JAMA 297:* 2603–2616.

27. Huynh BT, Fievet N, Gbaguidi G, Dechavanne S, Borgella S, Gnezo-Mevo B, Massougbodji A, Ndam NT, Deloron P, Cot M, 2011. Influence of the timing of malaria infection during pregnancy on birth weight and on maternal anemia in Benin. *Am J Trop Med Hyg 85:* 214–220.

28. Faucher JF, Aubouy A, Adeothy A, Cottrell G, Doritchamou J, Gourmel B, Houze P, Kossou H, Amedome H, Massougbodji A, Cot M, Deloron P, 2009. Comparison of sulfadoxine-pyrimethamine, unsupervised artemether-lumefantrine, and unsupervised artesunate-amodiaquine fixed-dose formulation for uncomplicated *Plasmodium falciparum* malaria in Benin: a randomized effectiveness noninferiority trial. *J Infect Dis 200:* 57–65.

29. Bertin G, Briand V, Bonaventure D, Carrica A, Massougbodji A, Cot M, Deloron P, 2011. Molecular markers of resistance to sulphadoxine-pyrimethamine during intermittent preventive treatment of pregnant women in Benin. *Malar J 10:* 196.

30. WHO, 1989. *Preventing and Controlling Iron Deficiency Anaemia Through Primary Health Care. A Guide for Health Administrators and Programme Managers.* Geneva, Switzerland: WHO.

31. Widdowson EM, Spray CM, 1951. Chemical development in utero. *Arch Dis Child 26:* 205–214.

32. Kuizon MD, Desnacido JA, Platon CP, Ancheta LD, Macapinlac MP, 1983. Iron supplementation using different dose levels in prenant Phillippinos. *Nutr Res 3:* 257–264.

33. Makrides M, Crowther CA, Gibson RA, Gibson RS, Skeaff CM, 2003. Efficacy and tolerability of low-dose iron supplements during pregnancy: a randomized controlled trial. *Am J Clin Nutr 78:* 145–153.

34. Milman N, Bergholt T, Eriksen L, Byg K-E, Graudal N, Pedersen P, Hertz J, 2005. Iron prophylaxis during pregnancy – how much iron is needed? A randomised, controlled study of 20 to 80 mg ferrous iron daily to pregnant women. *Acta Obstet Gynecol Scand 84:* 238–247.

35. Menendez C, Todd J, Alonso P, Francis N, Lulat S, Ceesay S, M'boge B, Greenwood B, 1994. The effects of iron supplementation during pregnancy, given by traditional birth attendants, on the prevalence of anaemia and malaria. *Trans R Soc Trop Med Hyg 88:* 590–593.

36. Zavaleta N, Caulfield LE, Garcia T, 2000. Changes in iron status during pregnancy in Peruvian women receiving prenatal iron and folic acid supplements with or without zinc. *Am J Clin Nutr 71:* 956–961.

37. Bonnar J, Goldberg A, Smith JA, 1969. Do pregnant women take their iron? *Lancet 1:* 457–458.

38. Habib F, Alabdin EH, Alenazy M, Nooh R, 2009. Compliance to iron supplementation during pregnancy. *J Obstet Gynaecol 29:* 487–492.

39. Seck BC, Jackson RT, 2008. Determinants of compliance with iron supplementation among pregnant women in Senegal. *Public Health Nutr 11:* 596–605.

40. Pena-Rosas JP, Viteri FE, 2009. Effects and safety of preventive oral iron or iron+folic acid supplementation for women during pregnancy. *Cochrane Database Syst Rev 4:* CD004736.

7. ARTICLE 3

7.1. Problématique de l'article 3

Nous avions montré dans le deuxième article que l'administration d'un TPI lors de la 1ère CPN était suivie d'une réduction considérable de la prévalence des infections palustres à la 2ème CPN. A la 2ème CPN, le lien qui existait entre les infections palustres et l'anémie maternelle à la 1ème CPN, avait également disparu. Nous avions également remarqué que le taux d'hémoglobine était moins élevé chez les primigestes que chez les multigestes lors de la 1ère CPN, cette différence disparaissant à la 2ème CPN après l'administration du TPI et des antihelminthiques. L'inversion du risque d'anémie entre primi et multigestes, bien que non significative, se maintenait jusqu'à l'accouchement Cette observation avait également été faite dans deux autres études effectuées dans des localités proches de notre zone d'étude (essai clinique de Ouidah, en 2005 et étude STOPPAM en 2011).

Dans ce troisième article, nous avons regroupé les données de notre enquête avec celles des deux enquêtes sus-citées afin d'étudier les causes spécifiques de l'anémie liées au rang de gestation tout au long de la grossesse. Cet article a été soumis à « *Malaria journal* »..

7.2. Résumé des résultats de l'article 3

Comparaison des trois enquêtes

Nous avons analysé des données de 3591 femmes enceintes incluses avant 29 semaines d'aménorrhée: 1601femmes de l'essai clinique de Ouidah, 985 de l'enquête STOPPAM et 1005 femmes de l'enquête APEC. La proportion de femmes alphabétisée était plus importante dans l'essai de Ouidah que dans STOPPAM et APEC ($P < 0.001$), mais celle de femmes âgées de moins de 21 ans n'était pas différente entre les trois enquêtes ($P = 0.22$). Il y avait plus de primigestes dans l'essai de Ouidah que dans STOPPAM et APEC ($P < 0.001$). Il n'y avait aucune différence de proportion de femmes ayant un indice de masse corporelle bas entre les trois enquêtes ($P = 0.07$). En moyenne, les femmes recevaient leur 1ère et 2ème doses de TPI plus tôt dans STOPPAM et dans APEC que dans l'essai de Ouidah, mais il n'existait aucune différence d'âge gestationnel à l'accouchement entre les trois enquêtes ($P =$

0.15).

Relation entre anémie, paludisme et rang gestationnel

Après ajustement, nos résultats ont montré qu'avant l'administration du TPI, des antihelminthiques et de la supplémentation en fer et acide folique, les primigestes avaient un taux d'hémoglobine plus bas que les multigestes, et un risque accru de développer une anémie durant cette période. Cependant, après l'administration des médicaments préventifs, il se produisait une inversion de la tendance et finalement, les multigestes présentaient un taux d'hémoglobine plus bas que les primigestes à l'accouchement. De même, le risque d'avoir une anémie est devenu plus important chez les multigestes à l'accouchement par rapport aux primigestes.

Relation entre TPI, paludisme, déficit en fer et rang gestationnel

Nous avons également démontré un effet plus marqué du TPI sur le paludisme chez les primigestes par rapport aux multigestes (plus de 50% de réduction de la proportion de paludisme chez les primigestes contre 38% chez les multigestes), qui sont pourtant les plus susceptibles de développer une parasitémie (20% d'infections périphériques contre 10% seulement chez les multigestes à l'inclusion dans l'étude). Parallèlement, chez les femmes de l'enquête APEC, nous avons observé que le déficit en fer était globalement plus important chez les multigestes que chez les primigestes,. On observait une légère baisse de la carence martiale chez les multigestes à l'accouchement.

Ouédraogo et al. Malaria Journal 2012, 11:348
http://www.malariajournal.com/content/11/1/348

MALARIA
JOURNAL

RESEARCH   **Open Access**

Malaria and gravidity interact to modify maternal haemoglobin concentrations during pregnancy

Smaïla Ouédraogo[1,3,4*], Florence Bodeau-Livinec[1,2,4], Valérie Briand[1,4], Bich-Tram Huynh[1,4], Ghislain K Koura[1,4], Manfred MK Accrombessi[3], Nadine Fievet[1,4], Achille Massougbodji[3], Philippe Deloron[1,4] and Michel Cot[1,4]

Abstract

Background: Primigravidity is one of the main risk factors for both malaria and anaemia. Since the implementation of intermittent preventive treatment (IPTp) in sub-Saharan Africa, the relationship between anaemia and gravidity and its evolution during pregnancy has been little explored. This study aimed to evaluate the impact of gravidity on the variation of haemoglobin during pregnancy according to the timing of gestation.

Methods: Data from three studies carried out in nearby areas in south Benin (Ouidah, Comé, Allada) between 2005 and 2012 were analysed. At inclusion (first antenatal visit, ANV1) women's age, area of residence, schooling, gravidity, gestational age, weight and height were recorded. Thick blood smears were performed on ANV1, second visit (ANV2) and at delivery. In Allada, women's serum ferritin and CRP concentrations were also assessed. The impact of gravidity on maternal haemoglobin (Hb) was analysed using a logistic or linear regression depending on the outcome. The statistical significance was set to $P < 0.05$.

Results: In total, data from 3,591 pregnant women were analysed. Both univariate and multivariate analyses showed a constant association between Hb concentrations and gravidity in the three periods of Hb assessment (ANV1, ANV2 and delivery). Mean Hb concentration was significantly lower in primigravidae than in multigravidae at ANV1 (mean difference = -2.4 g/L, CI 95%: [-3.4, -1.4]; $P < 0.001$). Afterwards, there was a significant increase in primigravidae only, with a tendency to reversal between primigravidae and multigravidae, which was confirmed at delivery (mean difference = 2.8 g/L, CI 95%: [1.3, 4.2]; $P < 0.001$). The prevalence of malaria infection was halved between ANV1 and delivery in primigravidae while it decreased by only 38% among multigravidae, who were less prone to malaria infection (prevalence at ANV1, 20% and 10% respectively). Iron deficiency was more common in multigravidae, and it decreased slightly in this group between ANV1 and delivery.

Conclusion: In a context of IPTp, Hb levels improved progressively throughout pregnancy in primigravidae, likely as a result of reduction in malaria infection. In multigravidae, the improvement was less perceptible and anaemia was mainly due to iron deficiency.

Keywords: Anaemia, Gravidity, Malaria, Iron deficiency, Prevention

Background

As part of the prospective cohort study (Anaemia in Pregnancy: Etiologies and Consequences "APEC") carried out in Benin between 2010 and 2012, primigravidae and multigravidae were followed from the first antenatal visit (ANV1) until delivery. In a preceding paper [1],

analyses showed that the administration of anti-parasitic treatments (IPTp with SP or mefloquine and albendazole) at ANV1 significantly decreased the prevalence of malaria infection and helminths. Furthermore, these analyses showed that malaria and helminth infestations were no longer associated with anaemia at the second antenatal visit (ANV2). At ANV2, the effect of primigravidity on anaemia, particularly marked at enrolment, also disappeared, suggesting this group could be particularly sensitive to preventive measures.

First pregnancy is recognized as one of the main risk factors for both malaria and anaemia [2-4]. The

* Correspondence: smaila11@yahoo.fr
[1] Mère et enfant face aux infections tropicales, IRD Unité mixte de recherche 216, Paris, France
[3] Laboratoire de Parasitologie, Faculté des Sciences de la Santé, Cotonou, Benin
Full list of author information is available at the end of the article

variations of haemoglobin (Hb) levels throughout pregnancy have seldom been investigated, although an early study in Papua New Guinea, where pregnant women received neither malaria prophylaxis nor haematinics, reported that the differences in Hb levels between malaria-positive at booking and malaria-negative at delivery were higher in primigravidae than in multigravidae [5].

However, since the implementation of IPTp in sub-Saharan Africa, no clinical trial has studied the effect of malaria-focused preventive measures on anaemia in relation to gravidity. To evaluate the impact of gravidity on the variation of Hb during pregnancy according to the timing of gestation, data from APEC were analysed and further pooled with two earlier studies, which had followed pregnant women in nearby areas in south Benin (Ouidah and Comé).

Methods

Ethical considerations

The three studies were approved by the Ethics Committees of the Research Institute for Development in France, and of the Faculty of Medicine of Cotonou in Benin. Before each inclusion, written informed consent was obtained from all participants.

Study sites and population

The study sites and populations have been described elsewhere [6-8]. Briefly, the three studies were conducted in three rural or semi-rural areas located within a 50 km radius in south Benin (Ouidah, Come, Allada). In the whole area, malaria is perennial and *Plasmodium falciparum* is the commonest species. There are two high transmission peaks from April to July and October to November. The study population was composed of HIV-negative pregnant women who attended one of the nine study maternity clinics (three in each site) during the period of the studies.

Ouidah study

This study is a randomized controlled clinical trial, which took place from 2005 to 2008 in Ouidah, a 35,000-inhabitant semi-rural area located 40 km west of Cotonou, in three maternity clinics (Kindji, Kpassé, Hopital de Zone). It compared the efficacy of sulphadoxine-pyrimethamine SP (1,500/75 mg per dose) vs mefloquine (15 mg/kg per dose) given for IPTp on birth weight. The first IPTp dose was administered between 16 and 28 weeks, and the second dose after 30 weeks of gestation, with at least one month from the first dose intake [6].

STOPPAM study (strategy to prevent pregnancy-associated malaria)

STOPPAM is a cohort study of pregnant women, set up in three maternity clinics (Comé central, Ouedeme-Pedah, Akodeha) in the district of Comé, with a population of 58,396 inhabitants. The district of Comé is a rural area located 70 km west of Cotonou. STOPPAM aimed to investigate the development of immune response to malaria in pregnancy. This study was carried out between 2008 and 2010. Two doses of SP-IPTp were administered according to the national guidelines, the first dose of IPTp being administered between 16 and 24 weeks of gestation. Women were followed up monthly from inclusion to delivery [7].

APEC study (anaemia in pregnancy: etiology and consequences)

APEC is an observational cohort study nested in MiPPAD (Malaria in Pregnancy Preventive Alternative Drugs), a randomized trial comparing the efficacy of IPTp with SP (1,500/75 mg per dose) and mefloquine (15 mg/kg per dose). APEC took place in three maternity clinics in the district of Allada (Allada, Attogon, Sékou), between 2010 and 2012. The district of Allada is a semi-rural area of 91,778 inhabitants located 50 km north of Cotonou. As in the Ouidah study, the first dose of IPTp was administered between 16 and 28 weeks of gestation [8].

In the three studies, women were encouraged to consult in case of symptoms any time between scheduled ANVs. Women were systematically given supplements of oral ferrous sulfate (200 mg per day) and folic acid (5 mg per day) for home treatment, according to the guidelines of the Beninese Ministry of Health (MoH) in APEC and STOPPAM studies. In the Ouidah study, the daily dose of ferrous sulphate was 400 mg and folic acid was unchanged (5 mg per day). In the three studies, iron and folic acid prescription was renewed if necessary. Theoretically, women were supposed to continue the supplementation until three months after delivery. In cases of Hb concentration below 110 g/L, women were treated according to the severity of anaemia, i e, 200 mg of oral ferrous sulphate and 5 mg of oral folic acid twice a day for mild and mode anaemia, and referred to the tertiary hospital of the district in case of severe anaemia (Hb <70 g/L). In the latter case, 500 ml of whole blood were transfused. The total amount of blood transfusion was raised to 1,500 ml if necessary, according to the guidelines of the Beninese MoH.

Socio-demographic and clinical data collection

At inclusion (ANV1), socio-demographic data such as age, area of residence, level of education were recorded. Women were clinically examined and parity, gestational age, weight and height were recorded. Weights were measured to the nearest 0.1 kg by using an electronic scale (Seca Corp., Hanover, MD) and heights to the nearest 0.1 cm by using a bodymeter device (Seca®206 Bodymeter; Seca Corp.). Weights and heights were measured by two nurses, and the mean of the two measurements was calculated for all participants. Body mass index (BMI) was defined as the women's weight at enrolment (kg)/height squared (m²). Medical history, including the history of previous pregnancies, notation of any chronic disease (as high blood pressure, diabetes, or asthma) was also recorded.

At the time of the second antenatal visit (ANV2), at delivery and during the unscheduled visits, gestational age, weight and height were measured. Gestational age was estimated using the date of the last menstrual period and/or by measuring the fundal height.

Blood sample collection

At ANV1, ANV2 and at delivery, venous blood was collected from each participant to determine Hb concentrations and to perform thick blood smears in search of peripheral malaria. At delivery, a placental blood smear was also performed to look for placental malaria. In the APEC study, blood was collected into dry tubes to determine women's serum ferritin and CRP concentrations. Serum ferritin and C-reactive protein (CRP) concentrations were used to evaluate women's iron stores. Iron deficiency was defined as serum ferritin < 12 µg / L or as serum ferritin between 12 and 70 µg/L in the context of inflammation defined as a positive CRP. i.e., CRP concentration > 5 mg/mL.

Laboratory tests

The laboratory methods have been described elsewhere [6-8]. Haemoglobin concentration was measured with either with a haematology analyser (Erma Laboratory, Japan) or Hemo_Control® (EKF Diagnostics, Germany) device.

In the Ouidah randomized trial and STOPPAM, blood smears were performed using the standard method. Thick blood smears were stained with Giemsa and read at x100 oil immersion. Smears were considered negative if no asexual stage of malaria parasite was detected after counting 500 leucocytes. Malaria parasites were counted against 200 leucocytes [9].

In APEC, the Lambaréné technique was used. It consists of spreading 10 µL of blood on a slide's rectangular area of 1.8 cm² (1.8 cm x 1 cm). The slide is then stained with Giemsa and read at x100 oil immersion. A multiplication factor is applied to the average parasitaemia/field to get a number of parasites/µL. The Lambaréné method detection threshold has been estimated to five parasites/µL [10]. Serum ferritin was measured by using an AxSym Immuno-Assay Analyzer (Abbott Laboratories, Abbott Park, IL) with 500 mL of serum. The concentrations of serum CRP were determined by using a rapid slide test (CRP Latex; Cypress Diagnostics Inc., Campbellville, Ontario, Canada).

Statistical analysis

Data were analysed with Stata version 11 for Windows (Stata Corp. College Station, TX, USA).

Definition of outcome variables

Maternal Hb status was considered first as a continuous variable, and then as a categorical variable. Anaemia was defined as Hb below 110 g/L. Severe, mode and mild anaemia were defined as Hb concentrations less than 70 g/L, between 70 and 99 g/L and between 100 g/L and 109 g/L, respectively [11].

Comparison of the three studies

Baseline characteristics of the women and the outcomes (maternal Hb concentrations and maternal anaemia at each blood assessment) were compared between the three studies. Other anaemia risk factors such as malaria, placental malaria and the timing of IPTp intakes were also compared. Proportions and means were compared using Chi2 test and Student's test.

Effects of gravidity on maternal haemoglobin concentrations and maternal anaemia

To determine the impact of gravidity on maternal Hb status, analyses were first performed on the data from each study. Afterwards, the data from the three studies were pooled to perform a logistic or linear regression depending on the outcome (binary or continuous).

To account for the timing of anti-malarial interventions, two variables measuring the intervals between IPTp1 and IPTp2, and IPTp2 and the end of the pregnancy were created. All variables with a P value less than 0.2 were considered as covariates for the multivariate linear or logistic regressions. The statistical significance of final models was set to P <0.05.

Results

Comparison of women's general characteristics between the three studies

Three thousand, five hundred and ninety one (3,591) women were included in this analysis. One thousand, six hundred and one (1601) women were from the Ouidah trial, 985 women from STOPPAM and 1,005 women from APEC. Haemoglobin concentrations were assessed in 98% (72/3591) of the women at ANV1 and 89.4% (335/3164) at delivery.

The general characteristics of women and the outcomes of the three studies are presented in Table 1. The proportion of women who received education was higher in Ouidah than in STOPPAM and APEC (P <0.001). The proportions of women less than 21 years old (median age) did not differ between the three studies (P = 0.22), but there were more primigravidae in Ouidah than in STOPPAM and APEC (P <0.001). The overall nutritional status of the mothers, assessed by the body mass index (BMI) on inclusion did not differ significantly between the three studies (P = 0.07), but there was a tendency for a lower BMI in Ouidah. Placental malaria was more common in STOPPAM and APEC than in Ouidah (11.2%, 9.2% and 3.0% respectively).

On average, women were given first and second doses of IPTp earlier in STOPPAM and APEC than in Ouidah (P = 0.001), but there was no significant difference between gestational ages at delivery (P = 0.15). The time intervals between IPTp intake was highest in Ouidah whereas the interval between IPTp2 and delivery was less in Ouidah than in STOPPAM and APEC. Mean Hb was higher at each blood assessment in Ouidah than in STOPPAM and APEC, and in the three studies there

was a marked tendency to an increase in Hb concentrations from ANV1 to ANV2 and delivery, as described previously for APEC and the Ouidah trial [1,12]. For these reasons, we decided to include the factor "study" as an adjustment covariate in the multivariate analyses.

Twenty point five percent (20.5%) of the women had inflammation (CRP > 5 ml / ml) at ANV1 and 34.3% at delivery. The geometric means of malaria parasite density were 601.8 (CI95%: [544.6-735.1]) at ANV1 and 3294.5 (CI95%: [2208.3-4447.1]) at delivery.

Relationship between maternal haemoglobin status and gravidity throughout pregnancy

When considering studies separately, there was an overall suppress differences between primigravidae and

Table 1 Comparison of women's general characteristics between the three studies

Factors	Ouidah study n = 1601	STOPPAM n = 985	APEC n = 1005	P value
Area	Semi-rural	Rural	Semi-rural	
Education of the woman (%)				
None	44.5	56.3	66.6	< 0.001
Some	55.5	43.7	33.4	
Age (%)				
< 21	24.7	22.3	25.6	0.22
≥ 21	75.3	77.7	74.4	
Gravidity (%)				
Primigravidae	26.9	18.7	18.9	< 0.001
Multigravidae	73.1	81.3	81.1	
BMI at inclusion (kg /m²) (%)				
<20	81.0	78.1	77.7	0.07
≥20	19.0	21.9	22.3	
Interval between ANV1 and ANV2 (weeks) mean (SD)	8.6 (3.2)	5.1 (1.5)	6.4 (1.8)	0.0001
Interval between ANV2 and delivery (weeks) mean (SD)	8.6 (3.3)	13.9 (3.9)	12.2 (5.4)	0.0001
Gestational age at ANV1 (weeks) mean (SD)	24.2 (2.8)	20.6 (3.1)	22.1 (4.1)	0.0001
Gestational age at delivery (weeks) mean (SD)	39.6 (1.9)	39.4 (2.7)	39.3 (3.2)	0.15
Placental malaria (%)				
Positive	3.0	11.4	9.2	< 0.001
Negative	97.0	88.6	90.8	
Severe anaemia at ANV1 (%)				
Yes	1.4	0.5	0.7	0.05
No	98.6	99.5	99.3	
Severe anaemia at delivery (%)				
Yes	1.0	1.4	0.7	0.4
No	99.0	98.6	99.3	
Haemoglobin at ANV1 (g / L) mean (SD)	104.1 (14.0)	102.0 (11.5)	103.2 (12.37)	0.0004
Haemoglobin at ANV2 (g / L) mean (SD)	106.2 (13.4)	102.1 (10.5)	105.1 (10.8)	0.0001
Haemoglobin at delivery (g / L) mean (SD)	113.7 (16.3)	110.0 (14.0)	111.5 (14.4)	0.0001
Number of antenatal visits mean (SD)	3.1 (0.7)	3.7 (1.3)	3.5 (1.0)	0.0001

SD: Standard deviation; BMI: Body Mass Index; ANV: Antenatal visit.

multigravidae at each visit that did not reach significance. After pooling data from the three studies, both univariate and multivariate analyses showed a constant association between Hb concentrations and gravidity in the three periods of Hb assessment (Table 2). Mean Hb concentration was significantly lower in primigravidae than in multigravidae at ANV1 (p < 0.001). Afterwards, it increased significantly in primigravidae only, with a tendency to reversal of the difference between primigravidae and multigravidae, which was confirmed at delivery (p < 0.001), and an overall increase in all women.

The following covariates were associated to lower Hb levels at ANV1: gestational age more than or equal to 16 weeks (P < 0.001), malaria (P < 0.001), low BMI (P < 0.001), study (STOPPAM and APEC studies vs Ouidah study, P < 0.001). At ANV2, malaria (P < 0.001), low BMI (P < 0.001), study (STOPPAM and APEC studies vs Ouidah study, P < 0.001) were associated to lower Hb levels. At delivery, gestational age higher than or equal to 37 weeks (P = 0.005) and more than four ANVs during the follow-up (P = 0.003) were associated with a higher Hb concentration, whereas malaria (P < 0.001) and low BMI (P = 0.012) were related to lower Hb levels.

When maternal Hb was considered as a categorical variable (anaemia or no anaemia), primigravidity remained associated with a better Hb status at delivery (aOR = 0.7, P = 0.003) (Table 3). The following covariates were related to an increased risk of maternal anaemia on ANV1: gestational age more than 16 weeks (P = 0.004), age below 21 years (P = 0.002), study (STOPPAM and APEC vs Ouidah study, P < 0.001), malaria (P < 0.001) and low BMI (P < 0.001). On ANV2, only STOPPAM study (P < 0.001), malaria (P < 0.001) and low BMI (P < 0.01) were still associated with a higher risk for maternal anaemia. At delivery, a high number of ANVs (more than four) (P = 0.001) was associated with a decreased risk for maternal anaemia,

whereas malaria (P < 0.001) was related to a higher risk of maternal anaemia.

Relationship between gravidity, malaria infection and iron deficiency throughout pregnancy

The relationships between the two main aetiologies of anaemia, malaria and iron deficiency, and gravidity are presented in Table 4. On ANV1 and delivery, malaria was more frequent in primigravidae, but the overall decrease of malaria between ANV1 and delivery was more important in primigravidae compared with multigravidae (more than 50% of reduction in primigravidae vs less than 38% in multigravidae). Iron deficiency was assessed only in the APEC study. At ANV1, ANV2 and delivery, iron deficiency was more common in multigravidae, but the difference was only significant at ANV1 and ANV2.

Discussion

This study showed that if primigravidae were the most vulnerable group to anaemia at the beginning of pregnancy, they rapidly increased their Hb to reach higher levels than multigravidae at delivery. Protective interventions against malaria (i.e. IPTp) appeared to play a major role in this process, which was demonstrated in three studies conducted in different areas at different times in southern Benin.

Although the women come from three different studies, they nevertheless share common factors. They all originated from the same region of Benin, with the same climatic pattern, and potentially similar malaria transmission in all sites [13]. They were all included before 28 weeks of gestation and they had the same average gestational age at delivery. Moreover, the women did not differ in the distribution of baseline characteristics such as age, body mass index at inclusion, which are prone to influence Hb concentrations [8]. However, although

Table 2 Relationship between mean haemoglobin (Hb) and gravidity throughout pregnancy in south Benin

Gravidity	Hb (g / L)	Crude difference[a] (g / L)			Adjusted difference[b] (g / L)		
		Mean	CI95%	P value	Mean	CI95%	P value
ANV1							
Primigravidae (n = 780)	100.9	-3.1	[-4.1; -2.0]	< 0.0001	-2.4	[-3.4; 1.4]	< 0.001
Multigravidae (n = 275.0)	104.0						
ANV2							
Primigravidae (n = 721)	105.0	0.8	[-0.1; 1.9]	0.09	1.0	[0.004; 2.0]	0.049
Multigravidae (n = 25.0)	104.2						
Delivery							
Primigravidae (n = 988)	113.8	2.1	[0.1; 5.4]	0.004	2.8	[1.3; 4.2]	< 0.001
Multigravidae (n = 224.0)	111.7						

[a] Reference class is multigravidae.
[b] Adjusted for malaria on the visit, BMI, number of ANVs, intervals between ANV1 and ANV2 and between ANV2 and delivery, schooling, study and gestational age.

Table 3 Relationship between risk for maternal anaemia (Hb < 110 g/L) and gravidity throughout pregnancy in south Benin

Gravidity	% of anaemia	Crude Odds ratio[a]			Adjusted Odds ratio[a,b]		
		OR	CI95%	P value	OR	CI95%	P value
ANV1							
Primigravidae (n = 786)	73.9	1.4	[1.1, 1.6]	0.007	1.1	[0.9, 1.4]	0.28
Multigravidae (n = 2733)	68.0						
ANV2							
Primigravidae (n = 721)	66.0	0.9	[0.8, 1.1]	0.44			
Multigravidae (n = 2520)	67.5						
Delivery							
Primigravidae (n = 588)	36.9	0.8	[0.7, 0.9]	0.02	0.7	[0.6, 0.9]	0.003
Multigravidae (n = 2241)	42.4						

[a]Reference class is multigravidae.
[b]Adjusted for malaria on the visit, BMI, number of ANVs, intervals between ANV1 and ANV2 and between ANV2 and delivery, schooling, study and gestational age.

all women received two doses of IPTp with a minimal one-month interval between intakes, the study designs were different: STOPPAM being an observational study and Ouidah and APEC controlled randomized trials. The timing of IPTp also differed between the three studies, the last intake being on average one month closer to delivery in Ouidah compared with the two other studies and probably related to a lower prevalence of placental infection, as stressed by Huynh et al [14]. STOPPAM study and APEC trial were located in more rural settings than Ouidah. Finally, investigations were held at different times and one can assume that, in particular, resistance of malaria parasites to SP may have progressed from 2005 until now.

The analyses of data from each of the three studies separately showed that primigravidae who were initially at higher risk of anaemia at inclusion (ANV1), increased progressively Hb concentration and became, although not significantly, at lower risk of anaemia at delivery.

Table 4 Relationship between gravidity, malaria infections and iron deficiency throughout pregnancy in south Benin, univariate analyses

Gravidity	Malaria infections[a]			Iron deficiency[b]		
	n	%	P value	n	%	P value
ANV1						
Primigravidae	791	20.2	< 0.001	190	23.7	0.002
Multigravidae	2751	9.6		815	35.6	
ANV2						
Primigravidae	727	3.8	0.44	180	26.7	0.005
Multigravidae	2547	3.3		765	38.4	
Delivery						
Primigravidae	617	9.1	0.005	155	27.7	0.4
Multigravidae	2328	6.0		701	31.2	

[a]Data from the three studies.
[b]Data from APEC only (iron status was only assessed in APEC study).

compared with multigravidae. Pooling all data from the three studies increased the sample size and thus the power of the analysis, demonstrating the importance of gravidity as a determinant of maternal anaemia, even after adjusting on the characteristics of each population. In addition, taking into account gestational age in the multivariate analyses minimized the effect of potential confounders such as the gestational plasma volume changes that might as well have played a role in the parity-related difference.

Primigravidae had a lower mean Hb and an increased risk for anaemia in early pregnancy compared to multigravidae, prior to the administration of IPTp. Furthermore, an overall decrease in the proportion of malaria infections after women were given IPTp has been shown [1,15-17]. In the study, more than 20% of primigravidae were infected by malarial parasites at inclusion, whereas only less than 10% of them were malaria positive at delivery. At the same time, the proportion of malaria-infected multigravidae decreased from 10% to 6%. The decline in the proportion of malaria infections in primigravidae also coincides with the increase of Hb concentrations on ANV2 and delivery. Such an increase of Hb concentrations in primigravidae may then be explained by the reduction of the proportion of malaria-related anaemia by IPTp in this group. These results are in agreement with a large meta-analysis of Hb parity differences comparing malarious and non malarious areas [18]. In addition, the demonstration of a better efficacy of anti-malarial drugs in primigravidae for the prevention of anaemia had been made in the 1990s, when chloroquine chemoprophylaxis was still used [19]. Since the implementation of IPTp with SP, two observational studies led to conflicting results [20,21]. Rogerson et al showed in Malawian women a decrease of maternal anaemia only in primigravidae [20], whereas Hommerich et al showed a decrease of anaemia in only

Ghanaian multigravidae [21]. Finally, a Cochrane review of the effects of drugs to prevent malaria-related illnesses in pregnant women concluded that IPTp was effective to reduce the risk for peripheral and placental malaria and maternal anaemia, especially in primi and secundigravidae [22].

In spite of IPTp and iron supplementation, multigravidae increased Hb levels, but not in the same proportion as primigravidae, and consequently were at higher risk of anaemia at delivery. Indeed, in the APEC study, the proportion of women presenting with iron deficiency was higher in multigravidae than in primigravidae at each blood assessment. As previously described [1], there is a great demand for iron during pregnancy, as shown by the drop in Hb levels in the second trimester of gestation. Consequently, the effect of iron supplementation may be masked and even be insufficient to cover the needs of the mother and the foetus. In agreement with this hypothesis, Hernandez-Martinez et al showed in Spanish, well-nourished, pregnant women (including primi and multigravidae) who received an iron supplementation (40-60 mg/day) that iron deficiency increased importantly as pregnancy progressed (from 8% at inclusion to 68% at delivery) [23]. A similar trend was not observed in APEC. On the contrary, iron deficiency seemed to decrease in multigravidae (from 35% at ANV1 to 31% at delivery), suggesting that the effect of iron supplementation might be better than expected. In this study, the difference between primigravidae and multigravidae may be a consequence of an increase in the prevalence of iron deficiency, due to cumulative iron requirements of successive pregnancies. Additionally, closely spaced pregnancies that are frequently observed in sub-Saharan Africa may exacerbate this phenomenon, as birth intervals have been found to affect women's Hb concentrations, with short intervals being a risk factor for anaemia [24].

The lack of longitudinal data for pregnant women with the same definition of iron deficiency makes comparisons of prevalence of iron deficiency difficult among studies from sub-Saharan Africa. Nevertheless, in Kenyan pregnant women of less than 24 weeks' gestational age, results close to the findings of this study were found by Alusala et al [25]. The authors showed that more than 40% of multigravidae were iron deficient, defined as serum ferritin concentrations below 12 µg/L vs less than 19% of primigravidae. This is in agreement with the results of APEC (36% and 24% in the two groups).

Conclusion

In the context of IPTp, primigravidae were shown to have a progressive increase in Hb concentration throughout pregnancy. The effect of IPTp on anaemia in multigravidae women was less marked, as they are less susceptible to malaria and nutritional deficiencies seem to be the main causes of anaemia in this group. There is a need to reinforce malaria prevention strategies in both groups, and to undertake additional measures focusing on the reduction of micronutrient deficiencies in multigravidae. For instance, women should be encouraged to take iron supplements from the first pregnancy until menopause, even at lower doses during the interval between pregnancies, to reduce iron side effects and increase compliance. This strategy is relatively easy to implement as the target population may be identified at the first pregnancy.

Competing interests

The authors declare that they have no competing interests.

Authors' contributions

SO participated to conceive APEC study, participated in its design and coordination, performed statistical analyses and drafted and finalized the manuscript. FBL participated in statistical analyses and the finalization of the manuscript. VB participated to conceive Ouidah study, participated in its design and coordination, participated to the statistical analyses of the manuscript. BTH participated to implement and coordinate STOPPAM study and the finalization of the manuscript. OKK participated to implement APEC study, in the statistical analyses and the finalization of the manuscript. MMKA participated to the implementation and coordination of APEC study. NF participated to conceive, implement and coordinate STOPPAM study and the finalization of the manuscript. AM participated to conceive, implement and coordinate STOPPAM study and the finalization of the manuscript. PD participated to conceive and coordinate STOPPAM study and the finalization of the manuscript. MC participated to conceive and coordinate the three studies (Ouidah, STOPPAM, APEC), in the statistical analyses and the finalization of the manuscript. All authors read and approved the final manuscript.

Acknowledgements

We thank the women who participated in the three studies. We also thank the midwives of the district of Ouidah, Comé and Allada and their assistants for their help in conducting these studies. The Ouidah clinical trial was founded by French Institute of Research for Development (IRD). STOPPAM is a small and medium-scale collaborative project supported by the European Seventh Framework Programme. Contract Number: 200889. APEC study was supported by the Malaria in Pregnancy (MiP) Consortium, which is funded through a grant from the Bill and Melinda Gates Foundation to the Liverpool School of Tropical Medicine. MiPPAD trial is co-funded by the EDCTP (EDCTP- IP.07.31080002). We also thank MiPPAD Executive Committee and MiPc reviewers for valuable inputs in this work. Smaïla Ouédraogo was supported by an IRD grant while writing this paper.

Author details

¹Mère et enfant face aux infections tropicales, IRD Unité mixte de recherche 216, Paris, France. ²Ecole des Hautes Etudes en Santé Publique, Rennes, France. ³Laboratoire de Parasitologie, Faculté des Sciences de la Santé, Cotonou, Benin. ⁴PRES Sorbonne Paris Cité, Faculté de pharmacie, Paris, France.

Received: 26 June 2012 Accepted: 18 October 2012
Published: 22 October 2012

References

1. Ouédraogo S, Koura GK, Ibdenou-Garnier F, Accrombessi MMK, Massougbodji A, Cot M. Maternal anaemia in pregnancy: assessing the effect of preventive measures in a malaria endemic area. Am J Trop Med Hyg. in press.
2. Brabin B: An analysis of malaria in pregnancy in Africa. Bull World Health Organ 1983, 61:1005-1016.

97

3. Shulman CE, Graham WJ, Jko H, Lowe BS, New L, Obiero J, Snow RW,
    March K: Malaria is an important cause of anaemia in primigravidae:
    evidence from a district hospital in coastal Kenya. Trans R Soc Trop Med
    Hyg 1996, 90:535–539.
4. Ndyomugyenyi R, Magnussen P: Anaemia in pregnancy: Plasmodium
    falciparum infection is an important cause in primigravidae in Hoima
    district, western Uganda. Ann Trop Med Parasitol 1999, 93:457–465.
5. Brabin BJ, Ginny M, Sapau J, Galme K, Paino J: Consequences of maternal
    anaemia on outcome of pregnancy in a malaria endemic area in Papua
    New Guinea. Ann Trop Med Parasitol 1990, 84:11–24.
6. Briand V, Bottero J, Noël H, Masse V, Cordel H, Guerra J, Kossou H, Fayomi B,
    Ayemonna F, Fievet N, Massougbodji A, Cot M: Intermittent treatment for
    the prevention of malaria during pregnancy in Benin: a randomized,
    open-label equivalence trial comparing sulfadoxine-pyrimethamine with
    mefloquine. J Infect Dis 2009, 200:991–1001.
7. Huynh BT, Fievet N, Gbaguidi G, Dechavanne S, Borgella S, Guézo-Mévo B,
    Massougbodji A, Ndam NT, Deloron P, Cot M: Influence of the timing of
    malaria infection during pregnancy on birth weight and on maternal
    anemia in Benin. Am J Trop Med Hyg 2011, 85:214–220.
8. Ouédraogo S, Koura GK, Accrombessi MMK, Bodeau-Livinec F,
    Massougbodji A, Cot M: Maternal anemia at first antenatal visit:
    prevalence and risk factors in a malaria-endemic area in Benin. Am J
    Trop Med Hyg 2012, 87:418–24.
9. Greenwood BM, Armstrong JR: Comparison of two simple methods for
    determining malaria parasite density. Trans R Soc Trop Med Hyg 1991,
    85:186–188.
10. Planche T, Krishna S, Kombila M, Engel K, Faucher JF, Ngou-Milama E,
    Kremsner PG: Comparison of methods for the rapid laboratory
    assessment of children with malaria. Am J Trop Med Hyg 2001,
    65:599–602.
11. WHO: The prevalence of anaemia in women. A tabulation of available
    information. 2nd edition. Geneva: WHO; 1992.
12. Bodeau-Livinec F, Briand V, Berger J, Xiong X, Massougbodji A, Day KP,
    Cot M: Maternal anemia in benin: prevalence, risk factors, and
    association with low birth weight. Am J Trop Med Hyg 2011, 85:414–420.
13. Morgan N, Boiqvard O, Diamantin A, Damien G, Cottrell G, Henry MC, Gaia H,
    Corbel V: Dry season determinants of malaria disease and net use in
    Benin. West Africa PLoS One 2012, 7:e30558.
14. Huynh BT, Fievet N, Briand B, Borgella S, Massougbodji A, Deloron P, Cot M:
    Consequences of gestational malaria on birth weight: finding the best
    timeframe for intermittent preventive treatment administration. PLoS
    One 2012, 7:e35342.
15. Kayentao K, Kodio M, Newman RD, Maiga H, Doumtabe D, Ongoiba A,
    Coulibaly D, Keita AS, Maiga B, Mungai M, Parise ME, Doumbo O:
    Comparison of intermittent preventive treatment with
    chemoprophylaxis for the prevention of malaria during pregnancy in
    Mali. J Infect Dis 2005, 191:109–116.
16. Schultz LJ, Steketee RW, Macheso A, Kazembe P, Chitsulo L, Wirima JJ: The
    efficacy of antimalarial regimens containing sulfadoxine-pyrimethamine
    and/or chloroquine in preventing peripheral and placental Plasmodium
    falciparum infection among pregnant women in Malawi. Am J Trop Med
    Hyg 1994, 51:515–522.
17. Parise ME, Ayisi JG, Nahlen BL, Schultz LJ, Roberts JM, Misore A, Marga R,
    Oloo AJ, Steketee RW: Efficacy of sulfadoxine-pyrimethamine for
    prevention of placental malaria in an area of Kenya with a high
    prevalence of malaria and human immunodeficiency virus infection.
    Am J Trop Med Hyg 1998, 59:813–822.
18. Savage EJ, Msyamboza K, Gies S, D'Alessandro U, Brabin BJ: Maternal
    anaemia as an indicator for monitoring malaria control in pregnancy in
    sub-Saharan Africa. BJOG 2007, 114:1222–1231.
19. Cot M, le Hesran JY, Miailhes P, Roisin A, Fievet N, Barro D, Etya'Ale D,
    Deloron P, Carnevale P, Breart G: Effect of chloroquine prophylaxis on
    pregnancy outcome and on maternal haematocrit. Ann Trop Med Parasitol 1998,
    92:37–43.
20. Rogerson SJ, Chaluluka E, Kanjala M, Mkundika P, Mhango C, Molyneux ME:
    Intermittent sulfadoxine-pyrimethamine in pregnancy: effectiveness
    against malaria morbidity in Blantyre, Malawi, in 1997–99. Trans R Soc
    Trop Med Hyg 2000, 94:549–553.
21. Hommerich L, von Oertzen C, Bedu-Addo G, Holmberg V, Acquah PA,
    Eggelte TA, Bienzle U, Mockenhaupt FP: Decline of placental malaria in
    southern Ghana after the implementation of intermittent preventive
    treatment in pregnancy. Malar J 2007, 6:144.
22. Garner P, Gulmezoglu AM: Drugs for preventing malaria-related illness in
    pregnant women and death in the newborn. Cochrane Database Syst Rev
    2003, 4:CD000169.
23. Hernandez-Martinez C, Canals J, Aranda J, Ribot B, Escribano J, Arija V:
    Effects of iron deficiency on neonatal behavior at different stages of
    pregnancy. Early Hum Dev 2011, 87:165–169.
24. Conde-Agudelo A, Belizan JM: Maternal morbidity and mortality
    associated with interpregnancy interval: cross sectional study. BMJ 2000,
    321:1255–1259.
25. Alusala DN, Estambale BB, Magnussen P, Friis H, Luoba AI, Mwaniki D:
    Predictors of serum ferritin and haemoglobin during pregnancy, in a
    malaria-endemic area of western Kenya. Ann Trop Med Parasitol 2008,
    102:297–308.

doi:10.1186/1475-2875-11-348
Cite this article as: Ouédraogo et al.: Malaria and gravidity interact to
modify maternal haemoglobin concentrations during pregnancy.
Malaria Journal 2012 11:348.

8. ARTICLE 4

Conséquences de l'anémie gestationnelle sur le taux d'hémoglobine et le poids du
nouveau-né

Problématique

Nous avons vu dans les chapitres précédents que plus de 68% des femmes enceintes étaient
anémiées à l'inclusion dans notre enquête. Du fait de cette prévalence élevée, on pouvait
craindre des conséquences importantes sur la santé du nouveau-né. Cependant, les études
antérieures sur l'impact de l'anémie gestationnelle sur la morbidité et la mortalité néonatales
ne permettent pas de conclure ou donnent des résultats conflictuels[1-5].

Au cours de l'enquête APEC nous avons collecté les informations sur l'anémie de la mère
durant toute sa grossesse et sur les principaux facteurs maternels susceptible d'influer sur le
taux d'hémoglobine et le poids du nouveau-né.

Pour étudier la relation entre le statut hématologique de la mère et la santé du nouveau-né,
nous disposions chez les mères des bilans effectués dans le cadre l'étude APEC, lors de la 1ère
consultation prénatale (CPN1), de la CPN2, et au moment de l'accouchement). Nous avons
privilégié les données recueillies à l'entrée dans l'étude (CPN1) avant toute administration de
mesures préventives, et à l'accouchement. Nous nous sommes également intéressés à la
période de la grossesse pendant laquelle les paramètres maternels étaient mesurés.

Méthodes

En plus des données recueillies chez la mère (anémie de la mère, rang gestationnel, infection
palustre au cours du suivi, déficits en fer, acide folique et vitamine B12) selon les méthodes
décrites plus haut, nous avons collecté chez le nouveau-né, les informations sur le sexe et le
poids. Nous avons également dosé l'hémoglobine dans le sang du cordon et recherché
l'existence d'une infection palustre du placenta.

1

L'anémie a été définie chez la mère comme toute concentration en hémoglobine inférieure à 110 g / L. L'enfant était anémié à la naissance si son taux d'hémoglobine était inférieur 150 g / L[5]. Le petit poids de naissance a été défini comme un poids à la naissance < 2500 g.

Analyse statistique

Les données ont été saisies dans Access 2003 et analysées à l'aide de Stata version 11.0 (Stata Corp, College Station, TX, USA).

Dans un premier temps, nous avons décrit les caractéristiques générales des mères à l'inclusion et à l'accouchement, puis celles des enfants à la naissance.

Dans un deuxième temps, nous avons étudié l'impact de l'anémie gestationnelle sur le taux d'hémoglobine et le poids du nouveau-né à l'aide de modèles de régressions linéaires et logistiques multiples en fonction de la nature de la variable à expliquer (taux d'hémoglobine, poids de naissance comme variables continues ou anémie et petit poids de naissance).

Dans un troisième temps, nous avons étudié l'effet de la période de survenue de l'anémie sur le taux d'hémoglobine et le poids du nouveau-né en utilisant les données de la mère à l'inclusion. Les données de la mère à l'inclusion sont particulièrement intéressantes car elles ont été collectées avant toute intervention préventive chez la femme. En plus, en termes de santé publique, il est plus utile d'agir au cours de cette période de la grossesse pour escompter une efficacité des mesures préventives sur les conséquences de l'anémie sur la santé du nouveau-né.

Toutes les variables incluses dans les modèles multivariés étaient associées à la variable à expliquer avec un P < 0.2. La sélection des variables pour le modèle final a été faite par une stratégie pas à pas descendante et toute variable dont la valeur P était inférieure à 0.05, a été retenue dans le modèle.

2

Résultats

Caractéristiques générales des mères et des enfants

Mille cinq (1005) femmes enceintes ont été incluses dans le suivi. Elles ont donné naissance à 932 nouveau-nés (862 enfants uniques, 30 jumeaux et 40 mort-nés). Au total, les données de 862 couples mère-enfant ont été analysées (Figure 1). L'hémoglobine était dosée chez toutes les mères à l'inclusion (862/862) et dans 92,7% des cas (799/862) à l'accouchement. L'âge gestationnel a été mesuré chez toutes les femmes à l'inclusion. L'hémoglobine a été dosée chez 86,7% (747/862) des nouveau-nés et le poids à la naissance chez 99,3% (856/862) des enfants.

L'anémie était présente chez 5,5% des femmes avant l'âge gestationnel de 16 semaines d'aménorrhée, chez 59,1% entre 16 et 24 semaines d'aménorrhée et chez 35,4% entre 25 et 28 semaines de gestation. Plus de 15% des femmes étaient infectées par *P. falciparum* à l'inclusion et moins de 10% l'étaient au moment de l'accouchement. En moyenne, les femmes accouchaient à 39,7 semaines de gestation et près de 40% d'entre elles présentaient une anémie durant cette période. Le sex ratio était légèrement en faveur du sexe féminin (52%) et la prématurité était rencontrée dans 7,3% des cas. En moyenne, les nouveau-nés avaient un taux d'hémoglobine à 139,6 g / L (CI95% : [137.9-141.3]) et plus de la moitié des enfants (63,5%) étaient anémiés. Les enfants pesaient en moyenne 3026,3 g (CI95% : [2996,6-3056,0]) et 11% d'entre eux présentaient un petit poids de naissance (Tableau 1).

Relation entre l'anémie maternelle et le statut hématologique du nouveau-né
Anémie de la mère et concentration en hémoglobine du nouveau-né

- Anémie maternelle à l'inclusion comme facteur d'exposition principal

3

102

maternelle et OR = 1,7 IC95% : [1,2 ; 2,4] pour l'infection palustre). La primigestité était associée à une réduction du risque d'anémie chez l'enfant (OR = 0,5 IC95% : [0,3 ; 0,8]) (Tableau 2).

- Anémie maternelle à l'accouchement comme facteur d'exposition principal

En considérant l'anémie de la mère à l'accouchement comme facteur d'exposition principal, les mêmes facteurs (anémie de la mère « OR = 1,3 ; IC95% : [1,0, 1,8] », primigestité « OR = 0,5 ; IC95% :[0,3,0,8] », existence d'au moins une infection palustre au cours du suivi « OR = 1,7 ; IC95% :[1,2, 2,4] ») étaient associés à l'anémie du nouveau-né (Tableau 2).

Relation entre le moment de survenue de l'anémie maternelle et l'hémoglobine du nouveau-né

En considérant l'âge gestationnel correspondant à la réalisation du premier bilan de l'enquête APEC chez les mères (CPN1), les analyses univariées et multivariées ont toutes montré une association constante entre le taux d'hémoglobine du nouveau-né et la période de survenue de l'anémie chez la mère. L'hémoglobine était en moyenne plus basse chez les nouveau-nés dont les mères étaient anémiées au cours du deuxième trimestre de la grossesse, cette association étant plus marquée lorsque l'anémie survenait au cours de la dernière partie du second trimestre (dm = -11,2 g / L ; IC95% : [-20,9 ; -1,5]) (Tableau 3). La primigestité était associée à une augmentation du taux d'hémoglobine chez le nouveau-né (dm = 6,5 g / L ; IC95% : [1,1 ; 11,0])

En considérant l'hémoglobine du nouveau-né comme une variable catégorielle (anémie ou pas d'anémie), l'anémie maternelle au cours du second trimestre demeurait significativement associée à une augmentation du risque d'anémie chez le nouveau-né (OR = 4,5 ; IC95% : [2,0 ; 11]). (Tableau 3). La primigestité était associé à une baisse du risque d'anémie chez

5

maternelle et OR = 1,7 IC95% : [1,2 ; 2,4] pour l'infection palustre). La primigestité était

associée à une réduction du risque d'anémie chez l'enfant (OR = 0,5 IC95% : [0,3 ; 0,8])

(Tableau 2).

- Anémie maternelle à l'accouchement comme facteur d'exposition principal

En considérant l'anémie de la mère à l'accouchement comme facteur d'exposition principal,

les mêmes facteurs (anémie de la mère « OR = 1,3 ; IC95% : [1,0, 1,8] », primigestité « OR =

0,5 ; IC95% :[0,3,0,8] », existence d'au moins une infection palustre au cours du suivi « OR =

1,7 ; IC95% :[1,2, 2,4] ») étaient associés à l'anémie du nouveau-né (Tableau 2).

Relation entre le moment de survenue de l'anémie maternelle et l'hémoglobine du

nouveau-né

En considérant l'âge gestationnel correspondant à la réalisation du premier bilan de l'enquête

APEC chez les mères (CPN1), les analyses univariées et multivariées ont toutes montré une

association constante entre le taux d'hémoglobine du nouveau-né et la période de survenue de

l'anémie chez la mère. L'hémoglobine était en moyenne plus basse chez les nouveau-nés dont

les mères étaient anémiées au cours du deuxième trimestre de la grossesse, cette association

étant plus marquée lorsque l'anémie survenait au cours de la dernière partie du second

trimestre (dm = -11,2 g / L ; IC95% : [-20,9 ; -1,5]) (Tableau 3). La primigestité était associée

à une augmentation du taux d'hémoglobine chez le nouveau-né (dm = 6,5 g / L ; IC95% :

[1,1 ; 11,0])

En considérant l'hémoglobine du nouveau-né comme une variable catégorielle (anémie ou pas

d'anémie), l'anémie maternelle au cours du second trimestre demeurait significativement

associée à une augmentation du risque d'anémie chez le nouveau-né (OR = 4,5 ; IC95% :

[2,0 ; 11]). (Tableau 3). La primigestité était associé à une baisse du risque d'anémie chez

5

l'enfant (OR = 0,5 ; IC95% : [0,3 ; 0,9]) tandis que le nombre d'épisodes de paludisme au cours du suivi de la mère était associé à une augmentation du risque d'anémie chez l'enfant à la naissance (OR = 2,1 ; IC95% : [1,3 ; 3,2]).

Relation entre l'anémie maternelle et le poids du nouveau-né

Nous n'avons trouvé aucune association significative entre l'anémie maternelle et le poids du nouveau-né quel que soit le moment de survenue de l'anémie. En moyenne, les nouveau-nés des femmes qui étaient anémiées à l'inclusion pesaient 3019,8 g, et les nouveau-nés dont les mères n'étaient pas anémiées avaient 3039,9 g (*test de Student*, P = 0,5). Il n'y avait pas de différence de risque de petit poids à la naissance entre les nouveau-nés, selon que la mère était anémiée ou pas à l'inclusion (OR = 1,1 ; P = 0,7). De même, nous n'avons pas montré de différence de poids entre les enfants nés de mères anémiées à l'accouchement (3020,9 g) et ceux nés de mères non anémiées (3044,9 g) (*test de Student*, P = 0,5). L'anémie de la mère à l'accouchement n'avait aucun impact sur le risque de petit poids à la naissance chez le nouveau-né (OR = 1,0 ; P = 0,9).

6

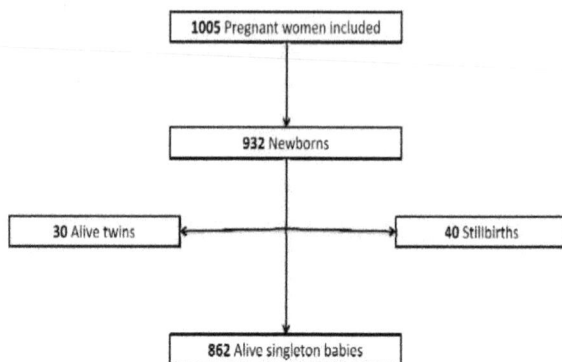

Figure 1. Study Profile

Table 1: Maternal and newborns' general characteristics

	n	% or mean
Maternal characteristics		
Low BMI at inclusion	387	44.9
Timing of anaemia (weeks)		
≤ 15	32	5.5
16 – 24	345	59.1
24 – 28	207	35.4
Malaria on inclusion	132	15.3
Mean age at delivery (g / L)	827	39.7 [39.5-39.8]
Maternal anaemia at delivery	319	39.9
Placental malaria	66	9.2
Newborns' characteristics		
Sex		
Male	403	47.8
Female	441	52.2
Prematurity (< 37 weeks)	60	7.3
Weight (g)		
Mean	856	3026.3 [2996.6-3056.0]
Low birth weight	94	11
Length (cm)	822	49.0 [48.8-49.2]
Head circumference (cm)	821	34.6 [34.5-34.7]
Haemoglobin status (g / L)		
Mean	747	139.6 [137.9-141.3]
Anaemia	473	63.5

n: number; CI95% in brackets

8

Table 2: Relation between maternal anaemia at different time points of gestation and newborn haemoglobin status at delivery.

(Multivariate linear and logistic regressions)

Newborn haemoglobin levels at delivery	At inclusion (n = 727)			At delivery (n = 718)		
	coefficient	CI95%	P value	coefficient	CI95%	P value
Maternal anaemia	-4.0	(-7.6,-0.4)	0.03	-3.1	(-6.6, 0.4)	0.09
Primigravidae	5.5	(1.0, 10.0)	0.02	5.4	(0.9, 10.0)	0.02
Rainy season	-4.3	(-7.8,-0.9)	0.02	-4.4	(-7.9,-0.9)	0.01
Constant	144.0	(140.3, 147.6)	< 0.001	142.6	(139.5, 145.8)	< 0.001
Newborn anaemia at delivery						
	OR	CI95%	P value	OR	CI95%	P value
Maternal anaemia	1.2	(0.9, 1.7)	0.2	1.3	(1.0, 1.8)	0.06
Primigravidae	0.5	(0.3, 0.7)	0.001	0.5	(0.3, 0.8)	0.001
At least 1 malaria episode	1.7	(1.2, 2.4)	0.004	1.7	(1.2, 2.4)	0.004

*adjusted for maternal anemia, age, gravidity, number of malaria episodes, season of visit and folic acid status

9

Table 3: Influence of the timing of maternal anaemia on newborn haemoglobin, multivariate analyses (n = 484)

Timing	Multivariate linear regression			Multivariate logistic regression		
	Mean difference	CI95%	P value	OR	CI95%	P value
≤ 15 weeks of gestation	Reference			1		
Between 16 and 24 weeks of gestation	- 8.2	(-17.7, 1.2)	0.08	3.0	(1.3, 6.9)	0.009
Between 25 and 28 weeks of gestation	-11.2	(-20.9, -1.5)	0.02	4.5	(2.0, 11.0)	0.001

Adjusted for maternal age, gravidity, season of visit, number of malaria episodes

10

109

Discussion

L'une des caractéristiques de l'enquête APEC est d'avoir suivi les femmes depuis le début de la grossesse jusqu'au moment de l'accouchement, et de disposer des informations sur les facteurs maternels susceptibles d'influencer la santé de l'enfant avant et après la mise en place des mesures de prévention de l'anémie et de ses conséquences durant la grossesse. Notre enquête se distingue encore des enquêtes antérieures en ce qu'elle a également collecté simultanément des informations sur plusieurs facteurs susceptibles d'influer sur l'anémie et le petits poids du nouveau-né à différentes périodes de la grossesse, en particulier les données sur les déficits nutritionnels (fer, acide folique, vitamine B12) et les parasitoses (paludisme, helminthiases).

Nos résultats ont montré que l'anémie du nouveau-né était fréquente dans notre population (> 63%). Bien qu'il faille considérer ces résultats avec prudence en raison des biais possibles (les femmes étant entrées dans l'étude à des âges gestationnels variables et probablement liés en partie à leur état de santé), il semblerait y avoir en outre un risque d'anémie maximal pour le nouveau-né lorsque l'anémie maternelle survenait au cours de la dernière période du second trimestre, plus précisément entre 25 et 28 semaines d'aménorrhée.

La forte prévalence de l'anémie néonatale que nous rapportons, est en accord avec les dernières données de l'OMS sur l'anémie de l'enfant au Bénin[6]. De plus, une étude récente conduite entre 2007 et 2008 à Tori-Bossito, une zone distante de 20 km de notre zone d'étude au sud du Bénin, a elle aussi montré une fréquence élevée de l'anémie du nouveau-né (61,1%)[5], confortant ainsi la validité de nos données. En utilisant la même définition de l'anémie (taux d'hémoglobine du nouveau-né < 150 g / L) mais en l'absence de suivi hématologique pendant la grossesse, Koura et al. étaient parvenus à la même conclusion que l'anémie gestationnelle à l'accouchement était associée à l'anémie du nouveau-né à la

11

naissance. En 1990, Colomer et al. ont montré en Espagne que la carence en fer et l'anémie ferriprive maternelles étaient associées à un déficit martial chez le nouveau-né et provoquaient à long terme une anémie chez l'enfant au cours de sa première année de vie[1]. Dans la même perspective, de Pee et al. ont montré en Indonésie en 2002 qu'une concentration en hémoglobine inférieure à 120 g / L chez la mère au moment de l'accouchement était associée à une augmentation du risque d'anémie chez l'enfant entre 3 et 5 mois, le risque étant plus important lorsque l'enfant avait un petit poids à la naissance[7]. A l'opposé, Preziosi et al. en 1997 et Kilbride et al. en 1999 n'ont retrouvé aucune une association entre le déficit en fer et l'anémie par déficit en fer chez la mère au cours de la grossesse et le déficit martial ou la baisse de la concentration en hémoglobine chez le nouveau-né, dans leurs cohortes respectives du Niger et de Jordanie[2-3]. Il faut noter toutefois que la comparaison de ces différentes études est limitée par les différences de populations, de méthodologies, et le fait qu'elles n'ont pas été initialement conçues pour étudier les conséquences de l'anémie maternelle sur l'anémie du nouveau-né.

Le fait qu'une anémie dépistée en cours de grossesse soit particulièrement préjudiciable à la santé du nouveau-né, en termes de risque d'anémie à la naissance, peut avoir des implications importantes en santé publique. Cette constatation, si elle était confirmée, viendrait consolider les plaidoiries pour la mise en route de certaines mesures de prévention de l'anémie avant même le début de la grossesse (par exemple, la supplémentation en fer et en acide folique aux femmes en âge de procréer)[8].

Enfin, il est intéressant de noter qu'aucune relation n'a été trouvée entre l'anémie gestationnelle et le poids de naissance. Des conclusions similaires avaient été établies par Xiong et al. en 2000 qui, dans leur revue de la littérature, avaient même noté une tendance (non significative) à un effet protecteur de l'anémie diagnostiquée à l'accouchement sur le

12

taux de faibles poids de naissance. Cet effet avait été attribué à l'expansion du volume

plasmatique au cours de la grossesse[4].

Références

1. Colomer J, Colomer C, Gutierrez D, Jubert A, Nolasco A, Donat J, et al. Anaemia during pregnancy as a risk factor for infant iron deficiency: report from the Valencia Infant Anaemia Cohort (VIAC) study *Paediatric and Perinatal Epidemiology* 1990;4(2):196–204).

2. Preziosi P, Prual A, Galan P, Daouda H, Boureima H, Hercberg S. Effect of iron supplementation on the iron status of pregnant women: consequences for newborns. *Am J Clin Nutr* 1997;66(5):1178-82.

3. Kilbride J, Baker TG, Parapia LA, Khoury SA, Shuqaidef SW, Jerwood D. Anaemia during pregnancy as a risk factor for iron-deficiency anaemia in infancy: a case-control study in Jordan. *Int J Epidemiol* 1999;28(3):461-8.

4. Xiong X, Buekens P, Alexander S, Demianczuk N, Wollast E. Anemia during pregnancy and birth outcome: a meta-analysis. *Am J Perinatol* 2000;17(3):137-46.

5. Koura GK, Ouedraogo S, Le Port A, Watier L, Cottrell G, Guerra J, et al. Anaemia during pregnancy: impact on birth outcome and infant haemoglobin level during the first 18 months of life. *Trop Med Int Health* 2011.

6. McLean E, Cogswell M, Egli I, Wojdyla D, de Benoist B. Worldwide prevalence of anaemia, WHO Vitamin and Mineral Nutrition Information System, 1993-2005. *Public Health Nutr* 2009;12(4):444-54.

7. De Pee S, Bloem MW, Sari M, Kiess L, Yip R, Kosen S. The high prevalence of low hemoglobin concentration among Indonesian infants aged 3-5 months is related to maternal anemia. *J Nutr* 2002;132(8):2215-21.

8. WHO. Weekly iron–folic acid supplementation (WIFS) in women of reproductive age: its role in promoting optimal maternal and child health. Position statement. *Geneva, WHO,* (http://www.who.int/nutrition/pub-lications/micronutrients/weekly_iron_folicacid.pdf) 2009.

9. DISCUSSION

Environ une femme enceinte sur deux est anémiée dans les pays en développement malgré l'existence de mesures préventives contre les principales étiologies de cette affection. En dépit de la prévalence élevée de l'anémie maternelle, des interrogations subsistent sur le seuil adéquat pour sa définition, sur la contribution relative de chacun de ses facteurs de risque, ses conséquences sur le nouveau-né et sur l'efficacité des mesures préventives mises en œuvre.

Nous reviendrons dans un premier temps sur les variations physiologiques de l'hémoglobine et sur les problèmes de définition du syndrome anémique. Ensuite, nous discuterons la complexité de ses étiologies, la contribution relative de chaque facteur de risque potentiel et ses conséquences sur le nouveau-né. Enfin, nous terminerons par une réflexion sur l'efficacité des mesures préventives actuelles et par des propositions de stratégies pour les renforcer.

9.1. Variations physiologiques de l'hémoglobine au cours de la grossesse et définition de l'anémie maternelle

Nous avons observé que le taux d'hémoglobine baisse au cours de la grossesse à partir du premier trimestre jusqu'à la première moitié du troisième trimestre, puis remonte progressivement à partir de la 36ème semaine d'aménorrhée jusqu'à l'accouchement. A notre connaissance, notre étude est la deuxième à explorer l'évolution du taux d'hémoglobine au cours de la grossesse en Afrique sub-saharienne, et nos résultats concordent avec ceux de la première enquête, conduite elle aussi au sud du Bénin entre 2005 et 2008[4]. Nos observations sont également similaires à celles retrouvées dans de nombreuses autres études effectuées chez des femmes enceintes occidentales[131-135], confortant ainsi la validité de notre travail.

La baisse de l'hémoglobine au cours du 1er et du 2ème trimestre fait suite à une expansion importante du volume plasmatique durant cette période de la grossesse (hémodilution)[38]. A l'opposé, la concentration en hémoglobine augmente graduellement tout au long du troisième trimestre du fait d'une augmentation de la masse globulaire plus importante que le volume plasmatique (hémoconcentration)[132-133]. Ces variations physiologiques du taux d'hémoglobine rendent complexe le choix d'un seuil adéquat pour l'ensemble de la période gestationnelle. En effet, au cours du deuxième trimestre de grossesse, on estime qu'il existe une baisse du taux d'hémoglobine de 5 g / L en moyenne[136]. Les CDC et l'OMS ont de ce fait préconisé de définir l'anémie de la femme enceinte par un taux d'hémoglobine inférieur à 110 g / L lors du 1er et du 3ème trimestre, et un taux d'hémoglobine inférieur à 105 g / L au 2ème trimestre de gestation[11 136].

Bien que cette recommandation soit rationnelle, nous pensons qu'en pratique il est plus simple de considérer un seuil unique de définition de l'anémie tout au long de la grossesse et c'est ainsi que nous avons procédé dans l'analyse de nos résultats. De façon spécifique, l'utilisation de seuls différents est très compliquée, voire impossible à mettre en application dans les pays en développement où l'âge gestationnel est apprécié par la mensuration de la hauteur utérine avec le plus souvent d'énormes biais de mesure.

Même si de nombreuses études montrent des associations entre l'anémie sévère et une morbidité et une mortalité élevées chez la femme enceinte et chez l'enfant[71 75], une controverse demeure toujours sur la signification clinique de l'anémie modérée au cours de la grossesse (taux d'hémoglobine compris entre 70 et 110 g / L)[39 75 137]. Il n'existe pas à l'heure actuelle d'accord sur les conséquences de l'anémie modérée sur le fœtus ou l'enfant dans les premiers mois de vie. Par contre, il a été observé une association entre des concentrations élevées en hémoglobine et des retards de croissance fœtale, des morts fœtales, des accouchements prématurés ou des faibles poids de naissance[138-141]. Pour certains auteurs, un taux d'hématocrite supérieur ou égal à 43% entre 26 et 30 semaines d'aménorrhée chez une femme, multiplierait par deux le risque d'accouchement prématuré et par quatre le risque de retard de croissance fœtale comparativement à une femme qui présenterait un taux d'hématocrite compris entre 33% et 36% durant la même période de gestation[139]. Par conséquent, une forte concentration en hémoglobine ou en hématocrite au cours du deuxième ou du troisième trimestre de la grossesse ne semble pas être forcement un bon indicateur de bonne santé de la mère et d'un bon déroulement de la grossesse.

Les seuils précédemment évoqués ont été déterminés en supposant un objectif d'une concentration moyenne en hémoglobine maximale de 130 g / L (-2 déviations standard de la moyenne, référence faite chez des femmes occidentales supplémentées en fer)[136]. Cet objectif nous paraît surestimé puisqu'aucune étude n'a pu mettre en évidence une quelconque association entre l'anémie légère (taux d'hémoglobine compris entre 99 g / L et 109 g / L) et d'éventuelles conséquences sur l'état de santé de la mère ou du fœtus. En revanche, en fixant la concentration maximale moyenne en hémoglobine à 110 g / L et en définissant l'anémie par un seuil compris entre 90 et 95 g / L (-2 déviation standards de la moyenne), Rush et Beaton ont montré que l'anémie gestationnelle était associée à des conséquences négatives sur la santé maternelle et fœtale[21 70]. En attendant d'avoir des données d'études épidémiologiques de validation de ce seuil pathologique dans les populations africaines, nous pensons qu'il est préférable de continuer à utiliser celui de 110 g / L, car il présente l'avantage d'inclure toutes femmes chez qui l'anémie aurait des conséquences. La validation d'un seuil pathologique compris entre 90 g / L et 95 g / L aurait un impact socioéconomique certain dans la prise en charge de l'anémie, puisque dans sa revue de la littérature, Beaton a estimé à partir de trois études différentes (deux en Indonésie et une au Malawi), que les proportions de femmes enceintes anémiées passeraient de 51%, 57% et 22% au seuil de 110 g / L à 0%, 9%, 1%, respectivement si le seuil était fixé à 90 g / L[21]. A ce seuil de 90 g / L, la prévalence de l'anémie à l'inclusion dans l'enquête APEC serait de 12,6% au lieu de 68,3% retrouvé avec le seuil de 110 g / L.

Nos conclusions ne résultent pas d'une étude randomisée comparant des groupes de femmes recrutées au cours de la même période de grossesse, ce qui aurait permis d'avoir une information complète sur l'évolution physiologique du taux d'hémoglobine au cours de la grossesse. Néanmoins, elles permettent de nourrir les réflexions sur de futures enquêtes. Par exemple une enquête portant sur des femmes enceintes recrutées très tôt, dès le premier trimestre de grossesse et suivies jusqu'au moment de leur accouchement apporterait des informations plus complètes sur la dynamique du taux d'hémoglobine en Afrique au sud du Sahara. Néanmoins, sur le plan pratique, il pourrait être difficile d'avoir des informations sur le premier trimestre de la grossesse puisque nos résultats montrent que la plupart des femmes viennent pour leur 1ère CPN au cours du deuxième trimestre. Des campagnes de sensibilisation devraient donc être entreprises pour encourager des CPN précoces dès le début de la grossesse.

9.2. Facteurs de risque de l'anémie maternelle

Comme nous l'avons vu dans l'introduction, de nombreuses enquêtes ont été effectuées dans les pays à faibles revenus. Elles ont permis d'identifier les principaux facteurs de risque d'anémie gestationnelle, que l'on peut regrouper sous deux chapitres principaux, les causes nutritionnelles et infectieuses[20]. L'originalité de l'enquête APEC est d'avoir exploré simultanément, pendant toute la durée de la grossesse, les variations des taux d'hémoglobine maternelle et les principaux facteurs de risque d'anémie, permettant ainsi de prendre en compte la contribution relative de chaque facteur, dans une perspective dynamique. Nous avons ainsi démontré qu'au Bénin, les facteurs parasitaires et nutritionnels prédominaient effectivement dans la genèse de l'anémie de la femme enceinte, et nous en avons estimé les risques attribuables avant toute prise de médicaments préventifs par les femmes. Dans la suite de ce chapitre, nous reprendrons la liste de ces étiologies, à la lumière des résultats de nos analyses.

Causes parasitaires et infectieuses de l'anémie maternelle

Le paludisme à P. falciparum représente une importante cause d'anémie en Afrique au sud du Sahara. Avant l'application de toute mesure de prévention dans cette zone géographique, on estimait que le paludisme contribuait pour environ 25% à la survenue de l'anémie de la femme enceinte[142]. Cette affection constitue également la principale cause des anémies graves de la femme enceinte dans cette région du monde[11]. Dans notre étude, la part attribuable au paludisme dans la survenue des anémies modérées et graves était de 15%

Rappelons que les infections palustres conduisent à l'anémie par plusieurs mécanismes – éclatement des globules rouges parasités – destruction des globules rouges parasités mais aussi parfois non parasités par un phénomène d'hypersplénisme– inhibition de

119

l'utilisation du fer par l'organisme par les cytokines pro-inflammatoires et les pigments malariques[44-46].

Du fait de leur susceptibilité accrue aux infections palustres[143-145], les primigestes constituent la population de femmes enceintes la plus affectée par les anémies dues au paludisme[46 146-147]. Nos résultats sont en accord avec ces observations puisqu'ils montrent que la prévalence du paludisme est plus importante chez les primigestes que chez les multigestes avant l'administration de la 1ère dose du TPI. Nous avons également montré que les primigestes, initialement à risque élevé d'anémie par rapport aux multigestes, corrigeaient leur anémie après la prise du TPI, et devenaient mois à risque d'anémie que les multigestes à l'accouchement. Le paludisme est par ailleurs associé à un risque accru de faible poids à la naissance[148-149], de prématurité[150] et de mortinatalité[80 151]. On estime qu'une partie des conséquences du paludisme sur la santé fœtale pourrait être expliquée par l'anémie grave qui lui est souvent associée.

Les infections helminthiques, principalement les ankylostomiases et les schistosomiases, constituent des facteurs majeurs d'anémie chez la femme enceinte en Afrique. L'anémie due aux ankylostomiases est fonction de l'intensité du parasitisme, mais aussi de la durée de l'infestation[56 152]. A l'entrée dans notre étude, les infections par ankylostomes affectaient 9% des femmes. Elles ont certainement contribué à la diminution du taux d'hémoglobine, néanmoins leur fréquence assez faible explique que dans nos analyses, cette étiologie ne soit pas apparue significative.

Les ankylostomiases et les schistosomiases conduisent à l'anémie par des pertes chroniques de sang, mais aussi par des mécanismes plus complexes liés aux phénomènes inflammatoires qui les accompagnent, en particulier dans les cas de co-infection avec le paludisme[51][53]. Les helminthiases sont également responsables de pertes quotidiennes en fer, pouvant ainsi accroître le risque d'anémie par déficit en fer dans une population qui connaît déjà un état martial précaire, comme c'est le cas pour la plupart des femmes africaines[51].

L'infection à VIH constitue une cause importante d'anémie, particulièrement dans les zones où sa prévalence est élevée comme en Afrique australe et orientale. Des prévalences allant de 10 à 27% y ont été décrites[58][60][153]. En plus de son effet direct sur le taux d'hémoglobine, l'infection à VIH accroît la susceptibilité de l'hôte à d'autres infections comme le paludisme, et agit ainsi par synergie pour accroître le risque, conduisant à des anémies parfois graves[63]. En Afrique de l'ouest et principalement au Bénin, le problème de l'anémie due au VIH est relativement moins préoccupant du fait de la prévalence faible du VIH/SIDA. Au cours de 18 mois de dépistage à l'occasion des inclusions des femmes dans notre enquête, la prévalence de l'infection était de 1% (15/1623) dans notre population. Au Bénin, la prévalence nationale du VIH est estimée à environ 1,2% dans la population générale[127].

Causes nutritionnelles de l'anémie maternelle

Le déficit en fer est la carence nutritionnelle la plus courante au monde[33]. Il est également le déficit nutritionnel le plus souvent incriminé dans la genèse de l'anémie de la femme enceinte dans les pays en développement[122]. Dans notre enquête, la carence martiale est restée constamment élevée tout au long de la grossesse (33% à l'inclusion et 31% à l'accouchement). Chez la femme enceinte, il existe un accroissement de la demande en fer pour satisfaire les besoins de l'unité fœto-placentaire (350 mg), permettre l'augmentation de la masse sanguine (450 mg) et compenser les pertes basales quotidiennes (240 mg)[24] [154]. Environ 80% des besoins en fer sont exprimés au cours du troisième trimestre de la grossesse[154]. En zone tropicale, les régimes alimentaires sont inefficaces pour satisfaire l'augmentation de la demande en fer au cours de la grossesse, si bien que les réserves en fer de l'organisme finissent par être mobilisées. Or, dans le contexte des pays en développement, ces réserves sont souvent insuffisantes voire inexistantes du fait des grossesses multiples et rapprochées, des pertes sanguines dues aux parasitoses et aux régimes alimentaires très pauvres en fer mais riches en éléments inhibant son absorption[11]. On estime qu'en l'absence d'une supplémentation adéquate en fer, il faudrait à la femme au moins 2 ans pour reconstituer le taux de fer qu'elle avait avant le début sa grossesse[135].

Les carences en fer constituent une des causes principales d'anémie. Dans notre enquête, la carence en fer était responsable de 12% des anémies à l'inclusion des femmes. L'un des problèmes majeurs dans l'exploration de cette carence se situe au niveau de son diagnostic. Plusieurs paramètres existent mais l'OMS recommande d'utiliser la concentration sérique en ferritine, une protéine de stockage qui constitue le meilleur indicateur des réserves de fer de l'organisme, plutôt que le fer circulant qui n'en représente qu'une partie[1]. Dans les zones où les infections sont courantes, la ferritinémie doit être interprétée en fonction d'un marqueur de la phase aiguë (CRP) et un marqueur de la phase chronique (AGP, hepcidine) de l'inflammation car la ferritine est très sensible aux syndromes inflammatoires[1 108]. De façon pratique, la mise en œuvre de cette recommandation est difficile dans les pays à faible revenus, et le diagnostic de l'anémie par déficit en fer n'est pas une pratique courante dans la prise en charge de la femme enceinte. Le dosage de la ferritinémie est certes moins cher et relativement plus facile à réaliser que les autres marqueurs de fer, mais le coût de l'examen demeure élevé dans ces pays[122] et les conditions logistiques de sa réalisation y sont souvent inexistantes. Par conséquent, le taux d'hémoglobine constitue le test de référence pour décider du traitement par le fer dans ces régions.

Le déficit en acide folique est responsable de plus de 10% des anémies dans notre enquête. Il est resté fréquent tout au long de la grossesse et associé à un risque accru d'anémie dans cette population. L'acide folique est une vitamine hydrosoluble thermolabile indispensable à la maturation des globules rouges[155]. Un déficit en cette vitamine se traduit par une anémie mégaloblastique, du fait de l'augmentation de volume des érythroblastes.

L'acide folique se retrouve dans beaucoup de produits présents dans les pays en développement, mais les modes de cuisson des aliments dans ces régions détruisent une grande partie de cette vitamine. Par exemple, le foie, les feuilles vertes, la pomme de terre, les œufs, le poisson, les fruits comme la banane et la mangue constituent d'importantes sources d'acide folique en Afrique, mais sont parfois peu consommés par les populations autochtones. Par contre, de nombreux aliments pauvres en acide folique comme le riz, le manioc, le sorgho, le mil et le maïs constituent les bases de l'alimentation dans ces régions[11].

Au cours de la grossesse, principalement durant le dernier trimestre, les besoins en acide folique de la femme doublent. La concentration en acide folique chute, et cette baisse est plus importante chez les femmes à faible niveau socioéconomique, chez les multigestes et lors des grossesses gémellaires[156].

En dehors des causes nutritionnelles, les hémolyses dues au paludisme ou à la drépanocytose peuvent conduire à des anémies par déficit en acide folique. Le déficit en acide folique et le paludisme coexistent chez la femme enceinte en zone tropicale, et selon Fleming, l'administration d'antipaludiques durant la grossesse entraînerait une réduction de 50% du nombre des anémies mégaloblastiques[157].

9.3. Conséquences de l'anémie maternelle

Comme nous l'avons vu en introduction, les conséquences de l'anémie modérée sont relativement discrètes chez les femmes enceintes et nous n'avons pas observé de complications cliniques particulières chez les mères suivies dans l'enquête APEC.

Chez l'enfant en revanche, nos premiers résultats montrent une relation significative entre l'anémie de la mère et l'anémie du nouveau-né, qui concerne non seulement la période de l'accouchement, mais aussi le statut hématologique mesuré à l'entrée dans l'étude, ce qui peut avoir des conséquences en termes de prévention précoce de l'anémie maternelle. Par ailleurs, il est important de noter que l'anémie maternelle n'avait pas d'impact sur le poids de naissance, ce qui est cohérent avec les résultats d'une méta-analyse effectuée en 2000[158]. La suite de l'analyse des données d'APEC permettra de déterminer si l'anémie gestationnelle peut entraîner des conséquences à plus long terme, pendant la première année de vie, et dans quelle mesure celles-ci sont réversibles.

9.4. Prévention de l'anémie maternelle

La prévention de l'anémie en zone d'endémie palustre repose essentiellement sur l'administration du TPI à la SP, le déparasitage systématique à l'albendazole ou au mebendazole, le dépistage et la prise en charge de l'infection à VIH et la correction des carences en fer et en acide folique par la supplémentation. A la lumière de nos résultats, nous reviendrons dans ce chapitre sur chacune de ces méthodes préventives afin de préciser ses limites, dans l'optique de proposer dans la suite du manuscrit des approches pour les améliorer.

Prévention du paludisme et anémie maternelle

Nous avons observé qu'entre la 1ère et la 2ème administration du TPI, séparées de 44 jours en moyenne, la prévalence du paludisme baissait considérablement (15% à 4%), et que le paludisme n'était plus associé à l'anémie gestationnelle. Par contre, entre la 2ème administration et l'accouchement, séparés de 84 jours en moyenne, la prévalence du paludisme augmentait de nouveau et ce dernier était associé à une augmentation du risque d'anémie gestationnelle. Ces observations suggèrent que l'intervalle de temps qui sépare les prises du TPI et celui séparant l'administration de la dernière prise et l'accouchement, influent sur l'efficacité du TPI à prévenir l'anémie par la réduction de la part attribuable au paludisme. Au Bénin, une enquête conduite entre 2008 et 2010 par notre équipe avait observé que la majorité des infections symptomatiques de la femme enceinte se situait à distance des prises du TPI et en fin de grossesse[159]. Cette enquête avait également noté une tendance à l'augmentation du risque de paludisme à l'accouchement lorsque la première dose de TPI était administrée précocement (4ème mois) par rapport à une administration tardive (6 -7 mois)[160]. En conséquence, nous pensons que le schéma actuel de l'administration du TPI ne permet pas une optimisation de son bénéfice sur la réduction de l'effet du paludisme sur le taux d'hémoglobine, et nous suggérerons en fin de mémoire des approches pour son amélioration.

Traitement antihelminthique et anémie maternelle

Il existe une controverse sur l'effet bénéfique de l'administration des antihelminthiques sur le taux d'hémoglobine au cours de la grossesse[56 152 161-162]. Ndibazza et al. ont montré dans une population de femmes enceintes ougandaises que l'administration d'albendazole réduisait la prévalence des infections helminthiques, sans pour autant entraîner une amélioration globale du taux d'hémoglobine[162]. Par contre, Torlesse et al., ont conclu en Sierra Leone que l'administration d'albendazole à la femme enceinte était suivie d'une augmentation du taux d'hémoglobine de 6,6 g / L[161]. Une revue récente sur les helminthiases et l'anémie de la femme enceinte a conclu à une association entre les infections modérées et intenses et l'anémie, mais n'a pas pu établir de relation entre le traitement antihelminthique et une éventuelle réduction la prévalence de l'anémie[56]. En examinant de manière approfondie les enquêtes de Ndibazza et al. (Ouganda) et Torlesse et al. (Sierra Leone), on s'aperçoit que les proportions de l'anémie et des ankylostomiases sont plus élevées dans la population de femmes en Sierra Leone qu'en Ouganda, suggérant de manière logique que l'importance de l'effet des antihelminthiques est plus perceptible lorsque l'anémie et les helminthiases sont fréquentes. A ce propos, Layrisse et Roche dans leur étude princeps sur l'anémie due aux ankylostomiases en 1964, avaient indiqué que l'effet des ankystomes sur l'hémoglobine n'était perceptible dans une enquête que sous trois conditions : une taille d'échantillon suffisante, une forte intensité des infestations et la prise en compte de l'effet des causes majeures d'anémie dans la population étudiée[163].

D'autres études réalisées en population générale suggèrent que l'effet des antihelminthiques sur le taux d'hémoglobine dépend aussi du type de molécule utilisée. En effet, Smith et al., ont montré dans une revue de la littérature en 2010 que l'administration d'albendazole, qui semble plus efficace sur les ankylostomes et les trichocéphales, était associée à une augmentation du taux d'hémoglobine d'environ 2 g / L, alors que le mebendazole ne l'améliorait pas de façon significative[164].

Au cours de notre suivi, nous avons observé une baisse considérable de la prévalence des helminthiases entre la 1ère prise de l'albendazole et l'accouchement (11% à 2%). De même nous avons observé une disparition au moment de l'accouchement, du lien qui existait entre l'anémie maternelle et ces infections avant la prise de l'albendazole. Même si nos conclusions ne découlent pas d'une étude randomisée, nous pensons, au vu de nos résultats, que l'administration de l'albendazole a un impact positif sur l'hémoglobine de la femme enceinte, et plaidons pour le renforcement du déparasitage systématique au cours de la grossesse et pour la mise en place d'essais cliniques sur l'impact des différentes molécules sur l'anémie de la femme enceinte.

Supplémentation en fer et acide folique et anémie maternelle

Notre enquête a montré qu'en dépit de la supplémentation en fer et en acide folique, l'anémie par déficit en fer est restée fréquente tout au long de la grossesse (68% à l'inclusion, 64% à environ 1 mois après le début de la supplémentation et 41% à l'accouchement). De même, les carences martiales et en acide folique sont restées élevées durant toute la grossesse. Bien qu'une revue Cochrane récente conclue que la supplémentation en fer pendant la grossesse est significativement associée à une augmentation moyenne du taux d'hémoglobine de 8,8 g / L[124], nos résultats suggèrent plutôt un bénéfice moins marqué de la supplémentation actuellement recommandée par l'OMS dans notre population. Cependant, si l'anémie toute causes confondues est restée fréquente dans notre population tout au long du suivi, l'anémie par carence martiale a baissé considérablement entre le début de la supplémentation (24%) et le moment de l'accouchement (13%). Etant donné que le besoin en fer augmente au fur et à mesure que la grossesse progresse, avec un maximum au cours du troisième trimestre[21], on aurait pu s'attendre à une prévalence de l'anémie par carence plus importante au moment de l'accouchement qu'à l'inclusion si la supplémentation n'avait pas été efficace, ce qui n'a pas été le cas. Nous pensons par ailleurs que le caractère non supervisé de la supplémentation a pu contribuer à un taux probablement élevé d'inobservances à cette stratégie de prévention que nous n'avons malheureusement pas pu évaluer dans cette enquête. De même, la durée relativement courte entre le début de la supplémentation et l'accouchement a pu également contribuer à la réduction des effets escomptés de la supplémentation sur le taux d'hémoglobine dans notre population.

La supplémentation systématique en fer au cours de la grossesse fait l'objet d'une controverse au sein de la communauté scientifique. Cette controverse tire son fondement - d'une part, du fait que l'augmentation importante du taux d'hémoglobine perturberait la vascularisation du fœtus et la circulation sanguine de la mère[138-141] – et d'autre part, du fait qu'une concentration élevée en fer serait associée à un accroissement de la susceptibilité de la femme aux infections[165-167].

En effet, un apport trop élevé de fer peut contribuer à augmenter la viscosité sanguine au cours de la grossesse[75 168]. Au dessus de 180 g / L d'hémoglobine, la viscosité sanguine affecte la microcirculation et gène l'oxygénation des tisses de l'organisme maternel et la perfusion du placenta et du fœtus. Les conséquences de cet état hémodynamique sont comparables à celles qu'on observe en cas d'anémie sévère[169]. Dans les pays en développement, la plupart des femmes sont anémiées avant et pendant leur grossesse, si bien que nous ne pensons pas que la supplémentation actuelle puisse entraîner une augmentation de l'hémoglobine jusqu'à un tel taux préjudiciable à la santé maternelle et fœtale.

La relation entre le fer, l'organisme et les infections est très complexe. En présence d'une infection, le système immunitaire de l'homme réagit en rendant le fer moins disponible à l'agent pathogène. Dans ces conditions, l'administration de fer peut contribuer à l'aggravation d'une infection bénigne ou à l'activation d'une infection latente en fournissant à l'agent pathogène la quantité de fer nécessaire à son développement. Certains agents pathogènes comme les virus ont même la capacité de détourner le métabolisme de l'hôte, contribuant ainsi à fragiliser sa défense immunitaire[170-172].

Dans le cadre spécifique du paludisme au cours de la grossesse, Kabyemela et al. et Senga et al. ont démontré dans leurs enquêtes respectives en Tanzanie en 2008 et au Malawi en 2011, que le risque d'infection placentaire était réduit chez les femmes déficientes en fer au moment de l'accouchement par rapport à celles qui étaient non déficientes[166-167]. Dans notre enquête, il n'y avait pas d'association significative entre le statut en fer des femmes et le risque d'infection palustre à l'inclusion (avant la première administration du TPI et le début de la supplémentation en fer) ou à l'accouchement, bien que nous ayons observé une tendance non significative à une réduction du risque de paludisme à l'accouchement chez les femmes déficientes en fer (OR = 0.7 ; IC95% : [0,4-1,2] ; *P = 0.2*). L'absence de relation entre le statut en fer et l'infection palustre avait déjà été notée par Menendez et al. en 1994 sur une population de femmes enceintes gambiennes[32]. Il nous semble donc nécessaire d'étudier plus en détail l'impact de la supplémentation en fer sur les mesures de prévention du paludisme au cours de la grossesse dans des zones à transmission palustre différente. En attendant les conclusions de telles études, nous pensons, au regard de l'importance de l'anémie due à la carence martiale, qu'il faut continuer à supplémenter les femmes enceintes au cours de la grossesse tout en optimisant l'efficacité du TPI.

9.5. Perspectives d'amélioration de la prévention de l'anémie maternelle

Comment nous l'avions annoncé dans le chapitre précédent, nous pensons que l'impact du TPI et de la supplémentation en fer et acide folique sur l'anémie gestationnelle peut être optimisé. Dans ce chapitre, nous discuterons de différentes possibilités d'amélioration de ces mesures de prévention.

Comment optimiser l'efficacité du TPI ?

Plusieurs scénarii peuvent se concevoir pour augmenter l'efficacité de l'utilisation du TPI afin de réduire le poids des infections palustres sur la santé maternelle et fœtale.

- Espacer l'administration des 2 doses

Nous avons montré que le TPI améliorait le taux d'hémoglobine et réduisait le risque d'anémie au cours de la grossesse, mais son impact est réduit dans le temps. En effet, nous avons observé une réduction significative de la proportion des infections palustres entre la 1ère et la 2ème administration du TPI, lorsqu'elles étaient séparées par un intervalle de temps relativement court (44 jours en moyenne dans notre enquête). En revanche, la prévalence du paludisme augmentait de nouveau à l'accouchement, qui avait lieu à distance de la dernière prise du TPI (84 jours en moyenne). Il a été postulé une durée de l'effet prophylactique de la SP de deux à trois mois chez la femme non enceinte (White, 2005). En respectant un intervalle (minimal) d'un mois entre deux doses comme le préconise l'OMS, ou même en considérant l'intervalle moyen de 44 jours observé dans notre enquête, il est probable que la 1ère dose de TPI reste encore efficace au moment de l'administration de la 2ème dose. Comme Huynh, nous pensons qu'une option intéressante pour allonger la durée de l'effet prophylactique du TPI pourrait être l'espacement des deux doses de SP[160].

- Augmenter le nombre de doses

L'OMS recommande l'administration d'au moins deux doses de SP au cours de la grossesse aux femmes non infectées par le VIH. Nos résultats montrent que les infections palustres étaient redevenues relativement fréquentes à l'accouchement. Plusieurs études observationnelles ont rapporté que les femmes qui recevaient 3 doses ou plus de TPI étaient moins sujettes à donner naissance à des enfants de faible poids à la naissance que celles qui ne recevaient que 2 doses[173-175]. Plus récemment, un essai clinique réalisé au Mali a démontré que l'administration d'une 3ème dose de TPI augmentait son efficacité chez les femmes non infectées par le VIH[176]. Enfin, les études de Huynh et al. sur plusieurs enquêtes présentant des contrastes dans le calendrier d'administration du TPI ont montré l'intérêt potentiel d'une troisième dose en fin de grossesse pour diminuer la prévalence des faibles poids de naissance[177]. En administrant une dose supplémentaire on peut imaginer que l'efficacité de la SP sera améliorée grâce au prolongement de la durée de son effet prophylactique global.

Sur le plan pratique enfin, cette option pourrait être relativement facile à mettre en œuvre. Le personnel de santé applique déjà ce schéma d'administration pour les femmes infectées par le VIH. La généralisation de cette stratégie à toutes les femmes enceintes devrait donc se faire sans perturber le fonctionnement des structures sanitaires.

Comment optimiser l'efficacité de la supplémentation en fer-acide folique ?

- Renforcer la stratégie actuelle de supplémentation

L'OMS recommande de supplémenter quotidiennement toutes les femmes enceintes en Afrique avec 60 à 120 mg de fer et 0,4 à 0,6 mg d'acide folique tout au long de la grossesse et durant la période d'allaitement[34][124]. Il existe peu d'études cliniques en Afrique sub-saharienne sur la supplémentation en fer aux femmes enceintes[32][178-179], mais elles sont toutes parvenues à la conclusion que la supplémentation actuellement recommandée par l'OMS était suffisante pour réduire le risque d'anémie chez la femme enceinte.

Toutefois, il faudra noter que les prises de fer étaient supervisées dans ces essais cliniques, ce qui a certainement contribué à améliorer l'observance.

Mais dans la pratique, les prises du fer ne sont pas, contrairement au TPI, supervisées. Cette limite réduit l'efficacité de la stratégie dans ses conditions réelles d'utilisation[180-182]. Un autre handicap de la supplémentation actuelle, non lié à la stratégie en elle-même mais aux propriétés de la molécule, sont les effets secondaires du fer (diarrhée, constipation, douleurs abdominales, nausées). Dans une enquête au Sénégal, ils constituaient la principale cause de l'inobservance à la supplémentation[181], par ailleurs décrits comme dépendant des doses administrées[183]. On peut donc imaginer qu'en réduisant la dose de fer recommandée dans notre population, on pourrait améliorer l'observance des femmes à la stratégie de supplémentation[184]. Chez des femmes occidentales, la supplémentation avec des doses réduites de fer (20 à 66 mg / jour) était suffisante pour prévenir l'anémie par déficit en fer[135 184-190], mais nous ne disposons pas actuellement de données similaires chez les femmes des pays en développement, dont les carences nutritionnelles sont certainement plus importantes que dans les pays industrialisés. Par conséquent, bien que convaincu que la réduction des effets indésirables peut améliorer l'observance des femmes, nous pensons que les doses recommandées par l'OMS doivent être maintenues pour les femmes africaines qui sont pour la majorité déficientes en fer avant même le début de la grossesse. Par contre, il est nécessaire de former les agents de santé sur les mesures pouvant réduire les effets indésirables du fer et améliorer son absorption afin qu'ils puissent informer et éduquer les femmes enceintes. Il peut s'agir par exemple des moments recommandés pour la prise du fer (préférentiellement l'heure du coucher), la consommation d'aliments favorisant son absorption et la proscription d'aliments inhibant cette absorption.

- Renforcer le stock en fer avant le début de la grossesse par une supplémentation pré-gestationnelle

L'un des facteurs majeurs de l'anémie gestationnelle dans les pays en développement est que la plupart des femmes deviennent enceintes dans des conditions de réserves martiales précaires. D'une façon générale, parce que l'alimentation des femmes n'est pas riche en fer, mais aussi de façon spécifique, parce que les grossesses multiples, souvent rapprochées, ne permettent pas la reconstitution du stock de fer nécessaire entre les gestations et augmente ainsi le risque d'anémie[191]. On peut penser qu'une supplémentation qui se ferait dès l'âge reproductif et qui se poursuivrait pendant et après la grossesse pourrait permettre à la femme d'avoir un stock de fer suffisant au moment de sa future grossesse.

Dans le cadre de « The Micronutriment Initiative », des experts ont conclu en 1999 qu'une supplémentation hebdomadaire en fer dispensée aux jeunes femmes en âge de procréer pendant plusieurs mois avant la grossesse induisait une augmentation significative de leur stock en fer[192]. De même, une revue récente a montré que l'administration hebdomadaire du fer à des femmes en âge de procréer était associée à une augmentation de la concentration d'hémoglobine et de la ferritinémie sérique. Elle a conclu également qu'une supplémentation à base de 60 mg de fer hebdomadaire avait le même impact sur la concentration d'hémoglobine qu'une supplémentation basée sur l'administration quotidienne de la même dose de fer[193]. En conséquence, un groupe d'expert de l'OMS sur la supplémentation hebdomadaire en fer et en acide folique, a formulé en 2009 la recommandation d'administrer de façon hebdomadaire 60 mg de fer et 2800 µg d'acide folique aux femmes en âge de procréer dans les zones où la prévalence de l'anémie dépasse 20% dans cette sous-population[194].

Même s'il n'existe pas de données sur l'impact de la supplémentation hebdomadaire pré- gestationnelle sur la santé maternelle et fœtale au cours de la grossesse, nous pensons qu'elle permettra effectivement de baisser la prévalence de l'anémie par carence en fer au cours de la grossesse. Les résultats d'une enquête en cours au Burkina Faso, consistant à administrer du fer aux jeunes femmes en âge de procréer, à les suivre jusqu'à ce qu'elles deviennent enceintes et tout au long leur grossesse afin d'étudier l'impact de la supplémentation en fer sur la prévention du paludisme devraient mieux nous éclairer sur cette stratégie (NCT01210040). En attendant, une solution intéressante pourrait consister à donner de petites doses de fer à toutes les femmes en âge de procréer, puis administrer les doses recommandées par l'OMS pendant toute la durée de la grossesse et de l'allaitement.

D'une manière générale, un dosage systématique de l'hémoglobine dès les premières consultations prénatales grâce à des dispositifs portatifs utilisables sur le terrain comme l'Hemo_Control que nous avons employé dans l'enquête MiPPAD, ne pourrait qu'améliorer la surveillance des sujets à risque et renforcer leur adhésion aux mesures de prévention.

10. CONCLUSION ET PERSPECTIVES

Nos travaux ont montré que les infections parasitaires (paludisme et helminthiases) et les déficits nutritionnels (déficits en fer, acide folique) constituent les principales étiologies de l'anémie gestationnelle. Le TPI et le traitement antihelminthique à l'albendzole ou au mebendazole se sont montrés efficaces sur le paludisme et les helminthiases et ont contribué ainsi à la réduction de l'anémie maternelle. L'effet du TPI n'était pas identique entre les primigestes et les multigestes. Chez les primigestes, il était associé à une réduction importante des infections palustres et à une amélioration substantielle du taux d'hémoglobine à l'accouchement. En revanche, bien qu'ayant entraîné également une réduction de la prévalence du paludisme chez les multigestes, cette baisse n'était pas accompagnée d'une amélioration aussi conséquente du taux d'hémoglobine dans cette sous-population. Globalement, nous avons assisté à une inversion du risque d'anémie entre primigestes et multigestes à l'accouchement, suite à l'administration du TPI, confirmant que le paludisme représente la principale cause de l'anémie chez les primigestes.

L'effet du TPI sur la réduction de l'anémie maternelle a diminué au moment de l'accouchement, qui a eu lieu à une date relativement distante de la prise de la dernière dose du TPI. Le TPI est certes efficace pour réduire l'impact du paludisme sur le taux d'hémoglobine, mais son efficacité pourrait être optimisée de plusieurs façons, dont l'espacement du délai d'administration entre la première et la deuxième dose ou l'administration d'une 3ème dose qui protégerait la femme contre les infections palustres du dernier trimestre de la grossesse.

Compte tenu de l'accroissement des besoins en fer au cours de la grossesse et de la légère baisse du déficit en fer observée à l'accouchement, nous pensons également que la supplémentation en fer contribue à freiner l'aggravation de la carence martiale dans notre population et préconisons qu'elle soit renforcée. Les carences nutritionnelles chroniques qui semblent être les principaux facteurs sur lesquels il faut agir pour optimiser l'impact de la supplémentation actuelle en fer et acide folique. Une possibilité d'amélioration serait de supplémenter toutes les jeunes femmes en âge de procréer par de petites doses de fer et d'acide folique et de donner les doses actuellement recommandées pour la supplémentation dès qu'elles sont enceintes. Il existe certes une controverse sur l'innocuité de la supplémentation en fer fondée sur l'interaction entre le fer, les infections et le système immunitaire de l'homme. Même si nos données ne permettent pas de trancher clairement ce débat, nous pensons néanmoins, au regard de l'importance de l'anémie par déficit en fer en Afrique sub-saharienne, qu'il serait justifié de renforcer la supplémentation actuelle en fer tout en optimisant les mesures préventives contre les principales infections chez la femme enceinte (paludisme, helminthiases et VIH/SIDA).

Nous avons également montré que l'anémie précoce représentait un facteur de risque important de l'anémie chez le nouveau-né, ce qui justifie d'avantage l'intérêt de démarrer les mesures préventives contre cette affection tôt chez la femme pour minimiser son impact négatif sur la santé maternelle et fœtale.

Dans la suite de nos travaux, grâce au suivi complet des enfants de la cohorte APEC, nous pourrons mieux apprécier l'impact de l'anémie de la femme sur la santé de l'enfant au cours de la première année de vie. Le type de données que nous recueillons chez les enfants, nécessitera l'utilisation de modèles d'analyses statistiques adaptés tels que les modèles hiérarchiques ou encore des modèles d'équations structurelles à variables latentes. Ces méthodes d'analyse permettront en particulier de mieux déterminer les causes directes et indirectes de l'anémie chez l'enfant à différents âges (6, 9, 12 mois) de son développement, en intégrant la période de survenue de l'anémie chez la mère. En termes de santé publique, nous pensons que les résultats de ces analyses seront très utiles pour la prévention des conséquences de l'anémie gestationnelle sur l'enfant.

11. REFERENCES

1. WHO. Worldwide prevalence of anaemia 1993-2005. *Geneva, WHO* 2008.

2. WHO. Reducing Risks, Promoting Healthy Life. The World Health Report 2002. Annex Table 3. Burden of Disease in DALYs by Cause, Sex and Mortality Stratums in WHO Regions, Estimates for 2001. . *Geneva, WHO* 2002.

3. Stoltzfus RJ. Iron deficiency: global prevalence and consequences. *Food Nutr Bull* 2003;24(4 Suppl):S99-103.

4. Bodeau-Livinec F, Briand V, Berger J, Xiong X, Massougbodji A, Day KP, et al. Maternal anemia in Benin: prevalence, risk factors, and association with low birth weight. *Am J Trop Med Hyg* 2011;85(3):414-20.

5. Ezzati M, Lopez AD, Rodgers A, Murray CJL. *Comparative quantification of health risks: global and regional burden of diseases attributable to selected major risk factors*: World Health Organization, 2005.

6. WHO. Iron deficiency anaemia. Technical report series N°182. *Geneva, WHO* 1959

7. WHO. Control of nutritional anaemia with special reference to iron deficiency. Technical report series N°580. *Geneva, WHO* 1975.

8. Dallman PR, Barr GD, Allen CM, Shinefield HR. Hemoglobin concentration in white, black, and Oriental children: is there a need for separate criteria in screening for anemia? *Am J Clin Nutr* 1978 (31):377-80

9. Beutler E, Waalen J. The definition of anemia: what is the lower limit of normal of the blood hemoglobin concentration? *Blood* 2006(107):1747-50.

10. Centers for disease control and prevention. Recommendations to Prevent and Control Iron Deficiency in the United States. *MMWR* 1998;47(No. RR-3):11-18.

11. WHO. Prevention and Management of severe anaemia in Pregnancy. Report of Technical working Group. *Geneva, WHO* 1993.

12. FAO. Requirements of vitamin A, iron, folate and vitamin B12. *FAO Food and Nutrition Series 23* 1988:37–8.

13. WHO. Iron deficiency : indicators for assessment and strategies for prevention. *Document WHO/ NUT/ 96.12, Geneva, WHO* 1997:29 p.

14. WHO. The prevalence of anaemia in women. A tabulation of available information, 2nd ed. *Geneva, WHO* 1992.

15. Bothwell TH, Charlton RW, Cook JD, Finch CA. Iron metabolism in man. *Oxford, United Kingdom: Blackwell Scientific Publications* 1979.

16. Lokeshwar M, Singhal T, Shah N. Anemia in the newborn. *Indian Journal of Pediatrics* 2003;70(11):893-902.

17. Oski FA, Nathan JL. Normal blood values in newborn period - hematological problems of the newborn. Vol IV in the series *Major Problems in Clinical Pediatrics. WB Saunders Company* 1982:1-31.

18. Mollison PL. Blood Transfusion in Clinical Medicine. *1st edn, Oxford Blackwell* 1951.

19. Chalco J, Huicho L, Alamo C, Carreazo N, Bada C. Accuracy of clinical pallor in the diagnosis of anaemia in children: a meta-analysis. *BMC Pediatr* 2005(5):46.

20. Balarajan Y, Ramakrishnan U, Ozaltin E, Shankar AH, Subramanian SV. Anaemia in low-income and middle-income countries. *Lancet* 2011;378(9809):2123-35.

21. Beaton GH. Iron needs during pregnancy: do we need to rethink our targets? *Am J Clin Nutr* 2000;72(1 Suppl):265S-71S.

22. Flanagan B, Muldowney FP, Cannon PJ. The relationships of circulating red cell mass, basal oxygen consumption and lean body mass during normal human pregnancy. *Clin Sci* 1966;30(3):439-51.

23. Taylor DJ, Lind T. Red cell mass during and after normal pregnancy. *Br J Obstet Gynaecol* 1979;86(5):364-70.

24. Bothwell TH. Iron requirements in pregnancy and strategies to meet them. *Am J Clin Nutr* 2000;72(1 Suppl):257S-64S.

25. Klebanoff MA, Shiono PH, Berendes HW, Rhoads GG. Facts and artifacts about anemia and preterm delivery. *JAMA* 1989;262(4):511-5.

26. van den Broek N. Anaemia in pregnancy in developing countries. *Br J Obstet Gynaecol* 1998;105(4):385-90.

27. Abdelrahim II, Adam GK, Mohmmed AA, Salih MM, Ali NI, Elbashier MI, et al. Anaemia, folate and vitamin B12 deficiency among pregnant women in an area of unstable malaria transmission in eastern Sudan. *Trans R Soc Trop Med Hyg* 2009;103(5):493-6.

28. Ladipo OA. Nutrition in pregnancy: mineral and vitamin supplements. *Am J Clin Nutr* 2000;72(1 Suppl):280S-90S.

29. Ayoya A, Spiekermann-Brouwer GM, Traoré AK, Stoltzfus RJ, Garza C. Determinants of anemia among pregnant women in Mali. *Food and Nutrition Bulletin* 2006;27(1):3-11.

30. Lopez-Martinez R R-SD, Vertiz-Chavez E. Vaginal candidosis: opportunistic factors and clinical correlation in 600 patients. *Mycopathologia* 1984(85):167-70.

31. Mockenhaupt FP, Rong B, Gunther M, Beck S, Till H, Kohne E, et al. Anaemia in pregnant Ghanaian women: importance of malaria, iron deficiency, and haemoglobinopathies. *Trans R Soc Trop Med Hyg* 2000;94(5):477-83.

32. Menendez C, Todd J, Alonso P, Francis N, Lulat S, Ceesay S, et al. The effects of iron supplementation during pregnancy, given by traditional birth attendants, on the prevalence of anaemia and malaria. *Transactions of the royal society of tropical medicine and hygiene* 1994;88(5):590-93.

33. United Nations ACC/SCN. Third report on the world nutrition situation. *Geneva* 1997.

34. WHO. Iron Deficiency Anaemia Assessment, Prevention, and Control. A guide for programme managers. *Genva, WHO* 2001.

35. International Nutritional Anemia Consultative Group. Guidelines for the eradication of iron deficiency. *The nutrition foundation, New York* 1977.

36. Dillon JC. Prevention of iron deficiency and iron deficiency anemia in tropical areas. *Med Trop (Mars)* 2000;60(1):83-91.

37. Hallberg L, Rossander-Hulten L. Iron requirements in menstruating women. *Am J Clin Nutr* 1991;54(6):1047-58.

38. Lund CJ, Donovan JC. Blood volume during pregnancy. Significance of plasma and red cell volumes. *Am J Obstet Gynecol* 1967;98(3):394-403.

39. Milman N. Iron and pregnancy—a delicate balance. *Ann Hematol* 2006(85):559–65.

40. van den Broek NR, Letsky EA. Etiology of anemia in pregnancy in south Malawi. *Am J Clin Nutr* 2000;72(1 Suppl):247S-56S.

41. WHO. Fourth report on the world nutrition situation. Nutrition throughout the life cycle. . *Geneva, WHO* 2000.

42. WHO. The Guidebook of Nutritional Anemia. *Geneva, WHO* 2007.

43. WHO. Preventing and controlling iron deficiency anaemia through primary health care. A guide for health administrators and programme managers *Geneva, WHO* 1989.

44. Abdalla S. Hematopoiesis in human malaria. *Blood Cells* 1990;16(2-3):401-16.

45. Huddle JM, Gibson RS, Cullinan TR. The impact of malarial infection and diet on the anaemia status of rural pregnant Malawian women. *Eur J Clin Nutr* 1999;53(10):792-801.

46. Menendez C, Fleming AF, Alonso PL. Malaria-related anaemia. *Parasitol Today* 2000;16(11):469-76.

47. Awandare GA, Kempaiah P, Ochiel DO, Piazza P, Keller CC, Perkins DJ. Mechanisms of erythropoiesis inhibition by malarial pigment and malaria-induced proinflammatory mediators in an in vitro model. *Am J Hematol* 2011;86(2):155-62.

48. McDevitt MA, Xie J, Gordeuk V, Bucala R. The anemia of malaria infection: role of inflammatory cytokines. *Curr Hematol Rep* 2004;3(2):97-106.

49. Ndyomugyenyi R, Magnussen P. Anaemia in pregnancy: Plasmodium falciparum infection is an important cause in primigravidae in Hoima district, western Uganda. *Ann Trop Med Parasitol* 1999;93(5):457-65.

50. Fleming AF. Iron deficiency in the tropics. *Clin Haematol* 1982;11(2):365-88.

51. Crompton D, Montresor A, Nesheim M, Savioli L. Controlling disease due to helminth infections. *Geneva, WHO* 2003.

52. Friedman JF, Kanzaria HK, McGarvey ST. Human schistosomiasis and anemia: the relationship and potential mechanisms. *Trends Parasitol* 2005;21(8):386-92.

53. Stephenson LS, Latham MC, Ottesen EA. Malnutrition and parasitic helminth infections. *Parasitology* 2000;121 Suppl:S23-38.

54. Roche M, Layrisse M. The nature and causes of "hookworm anaemia". *American Journal of Tropical Medicine and Hygiene* 1966(15):1030–100.

55. Albonjco M, Stoltzfus RJ, Savioli L, Tielsch JM, Chwaya HM, Ercole E, et al. Epidemiological evidence for a differential effect of hookworm species, Ancylostoma duodenale or Necator americanus, on iron status of children. *Int. J. Epidemiol* 1998;27(3):530-37

56. Brooker S, Hotez PJ, Bundy DA. Hookworm-related anaemia among pregnant women: a systematic review. *PLoS Negl Trop Dis* 2008;2(9):e291.

57. International Nutritional Anemia Consultative Group. Integrating programs to move iron deficiency and anaemia control forward. *Report of the 2003 International Nutritional Anemia Consultative Group Symposium 6 February 2003, Marrakech, Morocco. Washington DC, ILSI Press, 2003. (http://inacg.ilsi.org/file/)*.

58. Dabis F, Ekpini ER. HIV-1/AIDS and maternal and child health in Africa. *Lancet* 2002;359(9323):2097-104.

59. Fleming AF. AIDS in Africa--an update. *AIDS Forsch. Mar;.* 1988;3(3):116-38.

60. Feldblum PJ, Latka MH, Lombaard J, Chetty C, Chen PL, Sexton C, et al. HIV incidence and prevalence among cohorts of women with higher risk

behaviour in Bloemfontein and Rustenburg, South Africa: a prospective study. *BMJ Open* 2012;2(1):e000626.

61. Verhoeff FH, Brabin BJ, Hart CA, Chimsuku L, Kazembe P, Broadhead RL. Increased prevalence of malaria in HIV-infected pregnant women and its implications for malaria control. *Trop Med Int Health* 1999;4(1):5-12.

62. Brooker S, Akhwale W, Pullan R, Estambale B, Clarke SE, Snow RW, et al. Epidemiology of plasmodium-helminth co-infection in Africa: populations at risk, potential impact on anemia, and prospects for combining control. *Am J Trop Med Hyg* 2007;77(6 Suppl):88-98.

63. ter Kuile FO, Parise ME, Verhoeff FH, Udhayakumar V, Newman RD, van Eijk AM, et al. The burden of co-infection with human immunodeficiency virus type 1 and malaria in pregnant women in sub-saharan Africa. *Am J Trop Med Hyg* 2004;71(2 Suppl):41-54.

64. Modell B, Darlison M. Global epidemiology of haemoglobin disorders and derived service indicators. *Bull World Health Organ* 2008;86(6):480-7.

65. Bondevik GT, Eskeland B, Ulvik RJ, Ulstein M, Lie RT, Schneede J, et al. Anaemia in pregnancy: possible causes and risk factors in Nepali women. *Eur J Clin Nutr* 2000;54(1):3-8.

66. Weatherall DJ, Clegg JB. Inherited haemoglobin disorders: an increasing global health problem. *Bull World Health Organ* 2001;79(8):704-12.

67. Haas JD, Brownlie Tt. Iron deficiency and reduced work capacity: a critical review of the research to determine a causal relationship. *J Nutr* 2001;131(2S-2):676S-88S; discussion 88S-90S.

68. Haas JD, Fairchild MW. Summary and conclusions of the International Conference on Iron Deficiency and Behavioral Development, October 10-12, 1988. *The American journal of clinical nutrition* 1989;50(3):703.

69. Scholz BD, Gross R, Schultink W, Sastroamidjojo S. Anaemia is associated with reduced productivity of women workers even in less-physically-strenuous tasks. *British Journal of Nutrition* 1997;77(01):47-57.

70. Rush D. Nutrition and maternal mortality in the developing world. *Am J Clin Nutr* 2000;72(1 Suppl):212S-40S.

71. Ross J, E.L T. Iron Deficiency Anaemia and Maternal Mortality. *Profiles 3, Working Notes Series No. 3. Washington, D.C.: Academy for Educational Development* 1996.

72. UNICEF. State of the World's Population 1994. *New York: UNFPA* 1998.

73. Ross JS, Thomas EL. Iron deficiency anemia and maternal mortality. *Washington, DC: Academy of Education Development, (PROFILES 3 Working Notes Series no. 3.)* 1996.

74. Varat MA, Adolph RJ, Fowler NO. Cardiovascular effects of anemia. *Am Heart J* 1972;83(3):415-26.

75. Yip R. Significance of an abnormally low or high hemoglobin concentration during pregnancy: special consideration of iron nutrition. *Am J Clin Nutr* 2000;72(1 Suppl):272S-79S.

76. Beutler E. Iron enzymes in iron deficiency. VI. Aconitase activity and citrate metabolism. *J Clin Invest* 1959;38:1605-16.

77. Scholl TO, Hediger ML. Anemia and iron-deficiency anemia: compilation of data on pregnancy outcome. *Am J Clin Nutr* 1994;59(2 Suppl):492S-500S discussion 00S-01S.

78. Axemo P, Liljestrand J, Bergstrom S, M G-M. Aetiology of late fetal death in Maputo. *Gynaecol Obstet Invest* 1995(39):103-09.

79. Brabin BJ, Premji Z, F V. An analysis of anaemia and child mortality. *J Nutr* 2001(132):636S-45S.

80. Brabin BJ, Ginny M, Sapau J, Galme K, Paino J. Consequences of maternal anaemia on outcome of pregnancy in a malaria endemic area in Papua New Guinea. *Ann Trop Med Parasitol* 1990;84(1):11-24.

81. Koura GK, Ouedraogo S, Le Port A, Watier L, Cottrell G, Guerra J, et al. Anaemia during pregnancy: impact on birth outcome and infant haemoglobin level during the first 18 months of life. *Trop Med Int Health* 2011.

82. Scholl TO, Hediger ML, Fischer RL, JW S. Anaemia Vs iron deficiency: increased risk of preterm delivery in a prospective study. *Am J Clin Nutr* 1992(55):985-88.

83. Cook J. Iron deficiency anaemia. *Baillieres Clin Haem* 1994(7): 787-804.

84. De-Regil LM, Fernandez-Gaxiola AC, Dowswell T, Pena-Rosas JP. Effects and safety of periconceptional folate supplementation for preventing birth defects. *Cochrane Database Syst Rev* 2010(10):CD007950.

85. Colomer J, Colomer C, Gutierrez D, Jubert A, Nolasco A, Donat J, et al. Anaemia during pregnancy as a risk factor for infant iron deficiency: report from the Valencia Infant Anaemia Cohort (VIAC) study. *Paediatric and Perinatal Epidemiology* 1990;4(2):196–204).

86. Hercberg S, Galan P, Chauliac M, Masse-Raimbault AM, Devanlay M, Bileoma S, et al. Nutritional anaemia in pregnant Beninese women: consequences on the haematological profile of the newborn. *Br J Nutr* 1987;57(2):185-93.

87. Walter T, Kovalskys J, Stekel A. Effect of mild iron deficiency on infant mental development scores. *J Pediatr* 1983;102(4):519-22.

88. Lozoff B. Methodologic issues in studying behavioral effects of infant iron-deficiency anemia. *Am J Clin Nutr* 1989;50(3 Suppl):641-51; discussion 52-4.

89. Pollitt E, Soemantri AG, Yunis F, Scrimshaw NS. Cognitive effects of iron-deficiency anaemia. *Lancet* 1985;1(8421):158.

90. Lozoff B, Jimenez E, Wolf AW. Long-term developmental outcome of infants with iron deficiency. *N Engl J Med* 1991;325(10):687-94.

91. Seshadri S, Gopaldas T. Impact of iron supplementation on cognitive functions in preschool and school-aged children: the Indian experience. *Am J Clin Nutr* 1989;50(3 Suppl):675-84; discussion 85-6.

92. Soemantri AG. Preliminary findings on iron supplementation and learning achievement of rural Indonesian children. *Am J Clin Nutr* 1989;50(3 Suppl):698-701; discussion 01-2.

93. Pollitt E, Hathirat P, Kotchabhakdi NJ, Missell L, Valyasevi A. Iron deficiency and educational achievement in Thailand. *Am J Clin Nutr* 1989;50(3 Suppl):687-96; discussion 96-7.

94. Dallman PR, Siimes MA, Stekel A. Iron deficiency in infancy and childhood. *Am J Clin Nutr* 1980;33(1):86-118.

95. Oski FA. Iron deficiency in infancy and childhood. *N Engl J Med* 1993;329(3):190-3.

96. Beaton GH, Corey PN, Steele C. Conceptual and methodological issues regarding the epidemiology of iron deficiency and their implications for studies of the functional consequences of iron deficiency. *Am J Clin Nutr* 1989 (50(3 Suppl))::575-85; discussion 86-8. Review.

97. Gibson RS. Principles of nutritional assessment *New York, NY:Oxford University Press* 1990.

98. van den Broek NR, Letsky EA, White SA, Shenkin A. Iron status in pregnant women - which measurements are valid? . *Br J Haematol* 1998(103):817–24.

99. Piomelli S. The diagnostic utility of measurements of erythrocyte porphyrins. *Hematol Oncol Clin North Am* 1987;1(3):419-30.

100. Piomelli S, Brickman A, E C. Rapid diagnosis of iron deficiency by measurement of free erythrocyte porphyrins and hemoglobin: the FEP/hemoglobin ratio. *Pediatrics* 1976(57):136-41.

101. Margolis HS, Hardison HH, Bender TR, Dallman PR. Iron deficiency in children: the relationship between pretreatment laboratory tests and subsequent hemoglobin response to iron therapy. *Am J Clin Nutr* 1981(34):(10):2158-68.

102. International Nutritional Anaenia Consultative Group (INACG). Measurements of iron status. *Washington, DC, INACG* 1985.

103. Yip R, Dallman PR. The roles of inflammation and iron deficiency as causes of anemia. . *Am J Clin Nutr* 1988(48):1295-300.

104. Tietz NW. Clinical guide to laboratory tests. *3rd ed. Philadelphia, PA:W.B. Saunders* 1995.

105. Hallberg L, Bengtsson C, Lapidus L, Lindstedt G, Lundberg PA, Hulten L. Screening for iron deficiency: an analysis based on bone-marrow examinations and serum ferritin determinations in a population sample of women. *Br J Haematol* 1993;85(4):787-98.

106. Lipschitz DA, Cook JD, Finch CA. A clinical evaluation of serum ferritin as an index of iron stores. *N Engl J Med* 1974.

107. Cook JD, Finch CA. Assessing iron status of a population. *Am J Clin Nutr* 1979;32(10):2115-9.

108. Thurnham DI, McCabe LD, Haldar S, Wieringa FT, Northrop-Clewes CA, McCabe GP. Adjusting plasma ferritin concentrations to remove the effects of subclinical inflammation in the assessment of iron deficiency: a meta-analysis. *Am J Clin Nutr* 2010;92(3):546-55.

109. Abdelrahim II, Adam GK, Mohmmed AA, Salih MM, Ali NI, Elbashier MI, et al. Anaemia, folate and vitamin B12 deficiency among pregnant women in an area of unstable malaria transmission in eastern Sudan. *Trans R Soc Trop Med Hyg* 2009;103(5):493-6.

110. Planche T, Krishna S, Kombila M, Engel K, Faucher JF, Ngou-Milama E, et al. Comparison of methods for the rapid laboratory assessment of children with malaria. *Am J Trop Med Hyg* 2001;65(5):599-602.

111. Greenwood BM, Armstrong JR. Comparison of two simple methods for determining malaria parasite density. *Trans R Soc Trop Med Hyg* 1991;85(2):186-8.

112. Dubey ML, Weingken C, Ganguly NK, Mahajan RC. Comparative evaluation of methods of malaria parasite density determination in blood samples from patients & experimental animals. *Indian J Med Res* 1999;109:20-7.

113. WHO. Guidelines for the treatment of malaria, second edition. *Geneva, Switzerland, WHO* 2010.

114. WHO. Weekly iron–folic acid supplementation (WIFS) in women of reproductive age: its role in promoting optimal maternal and child health. Position statement. *Geneva, WHO,(http://www.who.int/nutrition/pub-lications/micronutrients/weekly iron folicacid.pdf)* 2009.

115. Dao H, Mofenson LM, Ekpini R, Gilks CF, Barnhart M, Bolu O, et al. International recommendations on antiretroviral drugs for treatment of HIV-infected women and prevention of mother-to-child HIV transmission in resource-limited settings: 2006 update. *Am J Obstet Gynecol* 2007;197(3 Suppl):S42-55.

116. WHO. Global Database on Child Growth and Malnutrition. *Geneva, WHO* 1998.

117. Van den Broek NR. Anemia and micronutrients deficiencies. *British Medical Bulletin* 2003(67):149-60.

118. Desai M, ter Kuile FO, Nosten F, McGready R, Asamoa K, Brabin Bea. Epidemiology and burden of malaria in pregnancy. . *Lancet Infect Dis* 2007(7):93-104.

119. Rasmussen KM. Is there a causal relationship between iron deficiency or iron-deficiency anemia and weight at birth, length of gestation and perinatal mortality? *The Journal of nutrition* 2001;131(2):590S.

120. McMcormick MC. The contribution of low birth weight to infant mortality and childhood morbidity. *N Engl J Med* 1985(312):82- 90.

121. Steer PJ. Maternal hemoglobin concentration and birth weight. *Am J Clin Nutr* 2000(71(suppl)): 1285S-87S.

122. WHO/UNICEF. Towards an integrated approach for effective anaemia control. *Geneva, WHO* 2004.

123. De Maeyer EM. Preventing and controlling iron deficiency through primary care. *geneva, WHO* 1989.

124. Pena-Rosas JP, Viteri FE. Effects and safety of preventive oral iron or iron+folic acid supplementation for women during pregnancy. *Cochrane Database Syst Rev* 2009(4):CD004736.

125. Programme des Nations Unies pour le dévéloppement. Rapport mondial sur le développement humain 2010.

126. Instutit National de la Statistique et de l'Analyse Économique du Bénin. Enquête démographique et de santé. *Cotonou* 2006.

127. Ministère de la santé de la république du Bénin. Annuaire des statistiques sanitaires. *Cotonou* 2008.

128. Site officiel du gouvernement de la république du Bénin. Carte administrative de la république du Bénin. *http://www.ias-ch.org/siteias/static/Carte-Benin.GIF* 2012.

129. Houndonougbo O. Carte de la commune d'Allada. *Institut national de la statistique et de l'analyse économique du Bénin* 2012.

130. WHO. Report of the WHO informal consultation on hookworm infection and anaemia in girls and women. *Geneva, WHO* 1996.

131. Bothwell TH, Charlton RW. Iron deficiency in women. *Washington, DC: The Nutrition Foundation* 1981.

132. Svanberg B, Arvidsson B, Norrby A, Rybo G, Solvell L. Absorption of supplemental iron during pregnancy - a longitudinal study with repeated bone-marrow studies and absorption measurements. *Acta Obstet Gynecol Scand Suppl* 1975;48:87-108.

133. Sjöstedt JE, Manner P, Nummi S, Ekenved G. Oral iron prophylaxis during pregnancy: a comparative study on different dosage regimens. *Acta Obstet Gynecol Scand* 1977(Suppl 60):3-9.

134. Puolakka J, Jänne O, Pakarinen A, Järvinen A, Vihko R. Serum ferritin as a measure of iron stores during and after normal pregnancy with and without iron supplements. . *Acta Obstet Gynecol Scand* 1980(Suppl 95):43–51.

135. Taylor DJ, Mallen C, McDougall N, Lind T. Effect of iron supplementation on serum ferritin levels during and after pregnancy. *Br J Obstet Gynaecol* 1982;89(12):1011-7.

136. Centers for disease control and prevention. Recommendations to prevent and control iron deficiency in the United States. *MMWR* 1989;38(22).

137. Milman N. Iron prophylaxis in pregnancy--general or individual and in which dose? *Ann Hematol* 2006;85(12):821-8.

138. Steer P, Alam MA, Wadsworth J, Welch A. Relation between maternal haemoglobin concentration and birth weight in different ethnic groups. *Br Med J* 1995(310):489-91.

139. Lu ZM, Goldenberg RL, Cliver SP, Cutter G, Blankson M. The relationship between maternal hematocrit and pregnancy outcome *Obstet Gynecol* 1991(77):190-4.

140. Garn SM, Ridella SA, Petzold AS, Falkner F. Maternal hematologic levels and pregnancy outcomes. *Semin Perinatol* 1981(5(2)):155-62.

141. Murphy JF, O'Riordan J, Newcombe RG, Coles EC, Pearson JF. Relation of haemoglobin levels in first and second trimesters to outcome of pregnancy. *Lancet* 1986;1(8488):992-5.

142. Fleming AF, Allan NC, Stenhouse NS. Haemolytic anaemia in pregnancy in Nigeria: recognition by simple laboratory procedures. *West Afr Med J Niger Pract* 1969;18(3):82-8.

143. McGregor IA. Epidemiology, malaria and pregnancy. *Am J Trop Med Hyg* 1984;33(4):517-25.

144. Steketee RW, Wirima JJ, Hightower AW, Slutsker L, Heymann DL, Breman JG. The effect of malaria and malaria prevention in pregnancy on offspring birthweight, prematurity, and intrauterine growth retardation in rural Malawi. *Am J Trop Med Hyg* 1996;55(1 Suppl):33-41.

145. Sullivan AD, Nyirenda T, Cullinan T, Taylor T, Harlow SD, James SA, et al. Malaria infection during pregnancy: intrauterine growth retardation and preterm delivery in Malawi. *J Infect Dis* 1999;179(6):1580-3.

146. Fleming AF. Tropical obstetrics and gynaecology. 1. Anaemia in pregnancy in tropical Africa. *Trans R Soc Trop Med Hyg* 1989;83(4):441-8.

147. Cot M, le Hesran JY, Miailhes P, Roisin A, Fievet N, Barro D, et al. Effect of chloroquine prophylaxis during pregnancy on maternal haematocrit. *Ann Trop Med Parasitol* 1998;92(1):37-43.

148. Cannon DS. Malaria and prematurity in the western region of Nigeria. *Br Med J* 1958;2(5101):877-8.

149. Jelliffe EF. Low birth-weight and malarial infection of the placenta. *Bull World Health Organ* 1968;38(1):69-78.

150. Macgregor JD, Avery JG. Malaria transmission and fetal growth. *Br Med J* 1974;3(5928):433-6.

151. Steketee RW, Breman JG, Paluku KM, Moore M, Roy J, Ma-Disu M. Malaria infection in pregnant women in Zaire: the effects and the potential for intervention. *Ann Trop Med Parasitol* 1988;82(2):113-20.

152. Larocque R, Casapia M, Gotuzzo E, MacLean JD, Soto JC, Rahme E, et al. A double-blind randomized controlled trial of antenatal mebendazole to reduce low birthweight in a hookworm-endemic area of Peru. *Trop Med Int Health* 2006;11(10):1485-95.

153. De Cock KM, Fowler MG, Mercier E, de Vincenzi I, Saba J, Hoff E, et al. Prevention of mother-to-child HIV transmission in resource-poor countries: translating research into policy and practice. *JAMA* 2000;283(9):1175-82.

154. Saddi R, Shapira G. Iron requirements during growth. *In: Hallberg L, Harwerth HG and Vamotti A eds. Iron Deficiency, London, New York: Academic Press* 1970:183-98.

155. van der Weyden MB, Cooper M, Firkin BG. Altered erythrocyte pyrimidine activity in vitamin B12 or folate deficiency. *Br J Haematol* 1979;42(1):85-91.

156. Baynes RD, Meriwether WD, Bothwell TH, Fernandes Costa FJ, Bezwoda WR, MacPhail AP. Iron and folate status of pregnant black women in Gazankulu. *S Afr Med J* 1986;70(3):148-51.

157. Fleming AF, Ghatoura GB, Harrison KA, Briggs ND, Dunn DT. The prevention of anaemia in pregnancy in primigravidae in the guinea savanna of Nigeria. *Ann Trop Med Parasitol* 1986;80(2):211-33.

158. Xiong X, Buekens P, Alexander S, Demianczuk N, Wollast E. Anemia during pregnancy and birth outcome: a meta-analysis. *Am J Perinatol* 2000;17(3):137-46.

159. Huynh BT. Paludisme pendant la grossesse en Afrique subsaharienne : influence du calendrier d'administration du traitement préventif intermittent. *Comminucation personnelle* 2011.

160. Huynh BT, Fievet N, Briand B, Borgella S, Massougbodji A, Deloron P, et al. Consequences of Gestational Malaria on Birth Weight: Finding the Best Timeframe for Intermittent Preventive Treatment Administration. *PlosOne (In press)* 2012.

161. Torlesse H, Hodges M. Anthelminthic treatment and haemoglobin concentrations during pregnancy. *Lancet* 2000;356(9235):1083.

162. Ndibazza J, Muhangi L, Akishule D, Kiggundu M, Ameke C, Oweka J, et al. Effects of deworming during pregnancy on maternal and perinatal outcomes in Entebbe, Uganda: a randomized controlled trial. *Clin Infect Dis* 2010;50(4):531-40.

163. Layrisse M, Roche M. The Relationship between Anemia and Hookworm Infection. Results of Surveys of Rural Venezuelan Population. *Am J Hyg* 1964;79:279-301.

164. Smith JL, Brooker S. Impact of hookworm infection and deworming on anaemia in non-pregnant populations: a systematic review. *Trop Med Int Health* 2010;15(7):776-95.

165. Oppenheimer SJ, Macfarlane SB, Moody JB, Harrison C. Total dose iron infusion, malaria and pregnancy in Papua New Guinea. *Trans R Soc Trop Med Hyg* 1986;80:818 –22.

166. Kabyemela ER, Fried M, Kurtis JD, Mutabingwa TK, Duffy PE. Decreased susceptibility to Plasmodium falciparum infection in pregnant women with iron deficiency. *J Infect Dis* 2008;198:163-6.

167. Senga EL, Harper G, Koshy G, Kazembe PN, Brabin BJ. Reduced risk for placental malaria in iron deficient women. *Malaria Journal* 2011;10(1):47.

168. Erslev AJ. Clinical manifestation of erythrocyte disorders. *In: Williams WJ, Butler E, Erslev AJ, Lichtman MA, eds. Hematology.3rd ed. New York: McGraw-Hill* 1983:58-62.

169. Winslow RM, Monge CC. Hypoxia, polycythemia, and chronic mountain sickness *Baltimore: Johns Hopkins University Press* 1987.

170. Oppenheimer SJ. Iron and its relation to immunity and infectious disease. *J Nutr* 2001;131(2S-2):616S-33S; discussion 33S-35S.

171. Munoz C, Rios E, Olivos J, Brunser O, Olivares M. Iron, copper and immunocompetence. *Br J Nutr* 2007;98 Suppl 1:S24-8.

172. Prentice AM. Iron metabolism, malaria, and other infections: what is all the fuss about? *J Nutr* 2008;138(12):2537-41.

173. Verhoeff FH, Brabin BJ, Chimsuku L, Kazembe P, Broadhead RL. Malaria in pregnancy and its consequences for the infant in rural Malawi. *Ann Trop Med Parasitol* 1999;93 Suppl 1:S25-33.

174. Sirima SB, Cotte AH, Konate A, Moran AC, Asamoa K, Bougouma EC, et al. Malaria prevention during pregnancy: assessing the disease burden one year after implementing a program of intermittent preventive treatment in Koupela District, Burkina Faso. *Am J Trop Med Hyg* 2006;75(2):205-11.

175. Mbaye A., Richardson K., Balajo B., Dunyo S., Shulman C., Milligan P., et al. A randomized, placebo-controlled trial of intermittent preventive treatment

with sulphadoxine-pyrimethamine in Gambian multigravidae. *Trop Med Int Health* 2006(11):992-1002.

176. Diakite OS, Kayentao K, Traore BT, Djimde A, Traore B, Diallo M, et al. Superiority of 3 over 2 doses of intermittent preventive treatment with sulfadoxine-pyrimethamine for the prevention of malaria during pregnancy in mali: a randomized controlled trial. *Clin Infect Dis* 2011;53(3):215-23.

177. Huynh BT, Fievet N, Gbaguidi G, Dechavanne S, Borgella S, Guezo-Mevo B, et al. Influence of the timing of malaria infection during pregnancy on birth weight and on maternal anemia in Benin. *Am J Trop Med Hyg* 2011;85(2):214-20.

178. Ekstrom EC, Kavishe FP, Habicht JP, Frongillo EA, Jr., Rasmussen KM, Hemed L. Adherence to iron supplementation during pregnancy in Tanzania: determinants and hematologic consequences. *Am J Clin Nutr* 1996;64(3):368-74.

179. Roberfroid D, Huybregts L, Habicht JP, Lanou H, Henry MC, Meda N, et al. Randomized controlled trial of 2 prenatal iron supplements: is there a dose-response relation with maternal hemoglobin? *Am J Clin Nutr* 2011;93(5):1012-8.

180. Bonnar J, Goldberg A, Smith JA. Do pregnant women take their iron? *Lancet* 1969(i):457-58.

181. Seck BC, Jackson RT. Determinants of compliance with iron supplementation among pregnant women in Senegal. *Public Health Nutr* 2008;11(6):596-605.

182. Habib F, Alabdin EH, Alenazy M, Nooh R. Compliance to iron supplementation during pregnancy. *J Obstet Gynaecol* 2009;29(6):487-92.

183. Kuizon MD, Desnacido JA, Placon CP, Ancheta LD, Macapinlac MP. Iron supplementation using different dose levels in prenant Phillipinois. *Nutrition Research* 1983(3):257-64.

184. Makrides M, Crowther CA, Gibson RA, Gibson RS, Skeaff CM. Efficacy and tolerability of low-dose iron supplements during pregnancy: a randomized controlled trial. *Am J Clin Nutr* 2003;78(1):145-53.

185. Fleming AF, Martin JD, Hahnel R, Westlake AJ. Effects of iron and folic acid antenatal supplements on maternal haematology and fetal wellbeing. *Med J Aust* 1974;2(12):429-36.

186. Galan P, Wainer R, De Benaze C, Hercberg S. Prevention de l'anemie ferriprive au cours de la grossesse: effet de la supplementation precoce en fer. *In:*

157

Hercberg S, Galan P, Dupin H (eds) *Recent knowledge on iron and folate deficiencies in the world. vol. 197. Colloque INSERM, Paris, p 615* 1990.

187. Milman N, Agger AO, Nielsen OJ. Iron supplementation during pregnancy. Effect on iron status markers, serum erythropoietin and human placental lactogen. A placebo controlled study in 207 Danish women. *Dan Med Bull* 1991;38(6):471-6.

188. Eskeland B, Malterud K, Ulvik RJ, Hunskaar S. Iron supplementation in pregnancy: is less enough? A randomized, placebo controlled trial of low dose iron supplementation with and without heme iron. *Acta Obstet Gynecol Scand* 1997;76(9):822-8.

189. Milman N, Bergholt T, Eriksen L, Byg K-E, Graudal N, Pedersen P, et al. Iron prophylaxis during pregnancy—how much iron is needed? A randomised, controlled study of 20 to 80 mg ferrous iron daily to pregnant women. *Acta Obstet Gynecol Scand* 2005(84):238–47 doi:10.1111/j.0001-6349.2005.00610.x.

190. Milman N, Byg KE, Bergholt T, Eriksen L, Hvas AM. Body iron and individual iron prophylaxis in pregnancy--should the iron dose be adjusted according to serum ferritin? *Ann Hematol* 2006;85(9):567-73.

191. Conde-Agudelo A, Belizán JM. Maternal morbidity and mortality associated with interpregnancy interval: cross sectional study. *BMJ* 2000;321(7271):1255-59.

192. Initiative M, Beaton G, McCabe G. *Efficacy of intermittent iron supplementation in the control of iron deficiency anaemia in developing countries: an analysis of experience; final report to the Micronutrient Initiative*: Micronutrient Initiative, Ottawa, ON, CA, 1999.

193. Margetts BM, Tallant A, Armstrong E. Weekly iron and folic acid supplementation for women of reproductive age: a review of published studies. *Desk review prepared for WPRO* 2007.

194. WHO. Weekly iron-folic acid supplementations (WIFS) in women of reproductive age: its role in promoting optimal maternal and child health Position Statement. *Geneva, WHO* 2009.

12. ANNEXES

ARTICLES ET COMMUNICATIONS

ARTICLES

Le Port A, Watier L, Cottrell G, Ouédraogo S, Dechavanne C, Pierrat C, Rachas A, Bouscaillou J, Bouraima A, Massougbodji A, Fayomi B, Thiébaut A, Chandre F, Migot-Nabias F, Martin-Prevel Y, Garcia A, Cot M, 2011. Infections in infants during the first 12 months of life: role of placental malaria and environmental factors. *PLoS One* *;6(11):e27516.*

Koura GK, Ouedraogo S, Le Port A, Watier L, Cottrell G, Guerra J, Choudat I, Rachas A, Bouscaillou J, Massougbodji A, Garcia A, 2011. Anaemia during pregnancy: impact on birth outcome and infant haemoglobin level during the first 18 months of life. *Trop Med Int Health; doi: 10.1111/j.1365-3156.2011.02932.x.*

Ouédraogo S, Koura GK, Accrombessi MMK, Bodeau-Livinec F, Massougbodji A, Cot M, 2011. Maternal Anemia at First Antenatal Visit: Prevalence and Risk Factors in a Malaria-Endemic Area in Benin. *Am. J. Trop. Med. Hyg., 87(3), 2012, pp. 418–424*

Ouédraogo S, Koura GK, Bodeau-Livinec F, Accrombessi MMK, Massougbodji A, Cot M, 2012. Maternal anaemia in pregnancy: assessing the effects of routine preventive measures in a malaria endemic area. *Am. J. Trop. Med. Hyg., 88(2), 2013, pp. 292–300*

Koura GK, Ouédraogo S, Le Port A, Gottrell G, Massougbodji A and Garcia A. Maternal anaemia: a predictor of low haemoglobin level during the first 18 months of life. *PLoS One. 2012;7(11):e50136.*

Ouédraogo S, Bodeau-Livinec F, Briand V, Huynh BT, Koura GK, Accrombessi MMK, Fievet N, Massougbodji A, Deloron P, Cot M. Malaria and gravidity interact to modify maternal haemoglobin concentrations during pregnancy. Malaria Journal. *Malar J. 2012 Oct 22; 11(1):348.*

COMMUNICATIONS ORALES ET ECRITES

Ouédraogo S, Le Port A, Cottrell G, Garcia A, Cot M, Massougbodji A. Does placental malaria at birth influence the outcome of first parasitaemia in the first year of life? 5th MIM PAMC in Nairobi - November 2-6 2009.

Koura KG, **Ouédraogo S**, Garcia A, Beheton T, Deloron P, Cot M, Faucher J-F. Prise en charge des enfants malades et déterminants de la prescription d'une antibiothérapie en milieu scolaire au sud du Bénin. *Congrès de l'ADELF (Association Des Epidémiologistes de Langue Française), 15 au 17 Septembre 2010, Marseille, France*

Ouédraogo S, Accrombessi M, Massougbodji A, Cot M. Etiology of anemia during pregnancy and consequences on the infant in a malaria endemic area. Symposium International sur le Paludisme et la Trypanosomose Humaine Africaine, Cotonou, october 7- 8 2010.

Ghislain K. Koura, **Smaïla Ouédraogo**, Agnès Le Port, Laurence Watier, Gilles Cottrell, José Guerra, Isabelle Choudat, Antoine Rachas, Julie Bouscailloux, Achille Massougbodji and André Garcia. Anemia during pregnancy: impact on birth outcomes and on infant's hemoglobin level during the 18 first months of life. *The 3rd North American Congress of Epidemiology, June 2011, Montreal, Canada.*

Ghislain K. Koura, **Smaïla Ouédraogo**, André Garcia, Todégnon Beheton, Philippe Deloron, Michel Cot and Jean-François Faucher.

Determinants of antibiotics prescription in schoolchildren at allada, south benin. *The 3rd North American Congress of Epidemiology, June 2011, Montreal, Canada.*

Smaïla Ouédraogo, Ghislain K. Koura, Manfred Accrombessi, Achille Massougbodji, Florence Bodeau-Livinec, Michel Cot. Maternal anaemia at first antenatal visit: Prevalence and aetiologies in a West African malaria endemic area. The 7th European Congress on Tropical Medicine and International Health qui se tiendra à Barcelona, 3-6 Octobre 2011.

```
                    ┌─────────────────────┐
                    │   Test dépistage    │
                    │                     │
                    │    (Determine       │
                    └─────────────────────┘
                              │
              ┌───────────────┴───────────────┐
   ┌─────────────────────┐      ┌─────────────────────┐
   │ Résultat négatif (-) │      │ Résultat positif (+) │
   └─────────────────────┘      └─────────────────────┘
              │                            │
   ┌─────────────────────┐      ┌─────────────────────┐
   │ Rendre le résultat lors │   │ Test de confirmation │
   │   du counselling     │      │ (SD Bio line VIH1/2  │
   └─────────────────────┘      └─────────────────────┘
                                           │
                        ┌──────────────────┴──────────────────┐
             ┌─────────────────────┐      ┌─────────────────────┐
             │ Résultat négatif (-) │      │ Résultat positif (+) │
             │                     │      │ VIH-1 ou VIH-2 ou VIH-1+2 │
             └─────────────────────┘      └─────────────────────┘
                        │                            │
             ┌─────────────────────┐      ┌─────────────────────┐
             │   Prélèvement à      │      │ Rendre le résultat lors │
             │    envoyer au        │      │   du counselling     │
             │   laboratoire de     │      └─────────────────────┘
             │ référence du PNLS    │
             │                     │
             │  pour un 3ᵉ test     │
             └─────────────────────┘
```

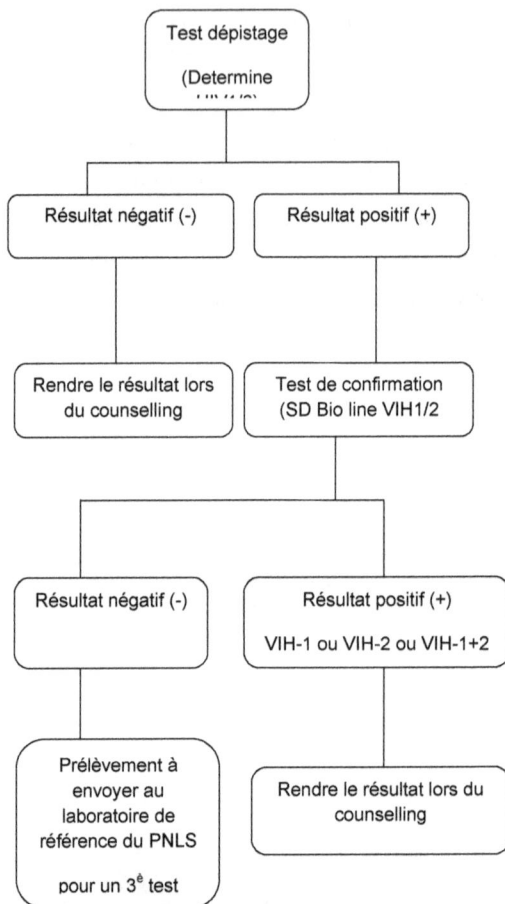

Algorithme de dépistage du VIH au Bénin

(Programme National de Tuberculose / Programme National de Lutte contre le Sida.
Guide de Surveillance Epidémiologique et de Prise en charge de la co-infection
Tuberculose / VIH au Bénin. Cotonou : PNLS/PNT Bénin 2006 ; 66p)

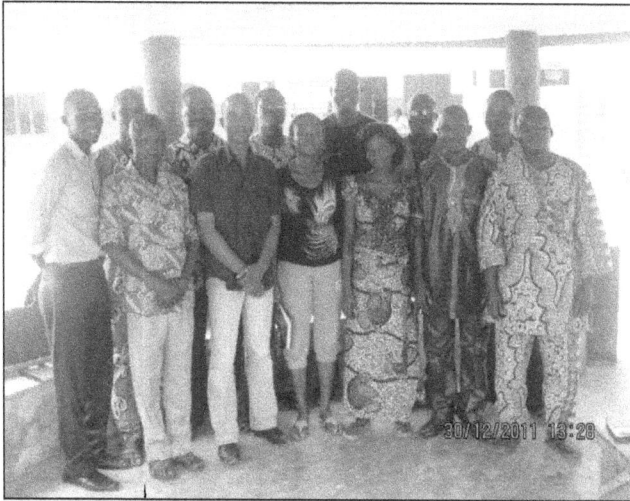

Equipe MiPPAD / APEC au Bénin

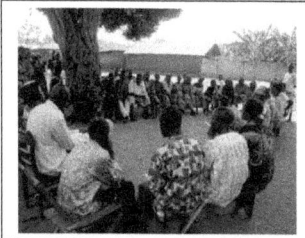

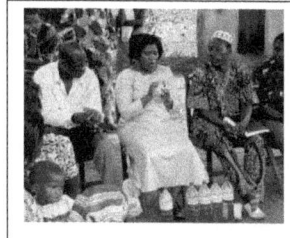

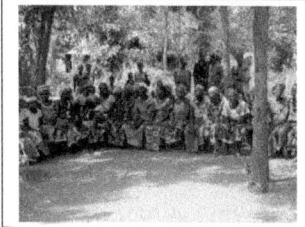

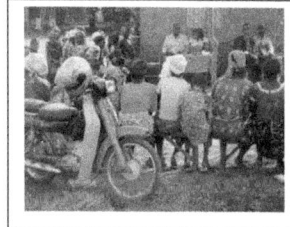

Activités de sensibilisation de la population de la zone d'étude
de l'enquête APEC

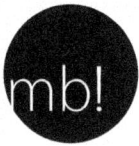

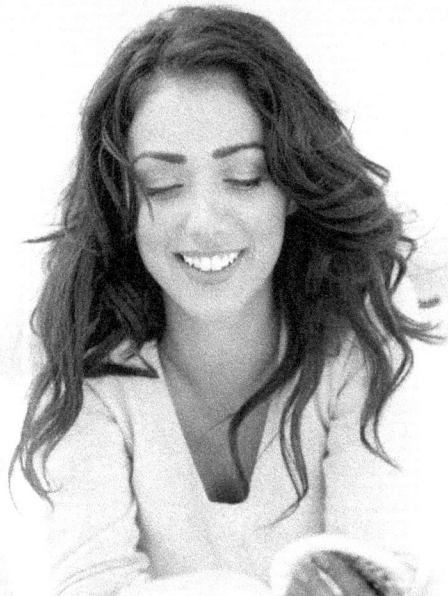

www.ingramcontent.com/pod-product-compliance
Lightning Source LLC
Chambersburg PA
CBHW021055210326
41598CB00016B/1219